DE LA MÉTHODE

A SUIVRE POUR ARRIVER

A LA CONNAISSANCE ET AU PERFECTIONNEMENT

DE

LA CHIRURGIE,

Discours prononcé le 30 décembre 1837.

Par M. Bonnet,

LORS DE SON INSTALLATION

EN QUALITÉ DE CHIRURGIEN EN CHEF DE L'HÔTEL-DIEU

De Lyon.

PARIS.

GERMER-BAILLIÈRE, RUE DE L'ÉCOLE DE MÉDECINE, 13.

LYON.

CH. SAVY JEUNE, LIBRAIRE-ÉDITEUR, QUAI DES CÉLESTINS, 49.

—

1838.

DE LA MÉTHODE

A SUIVRE POUR ARRIVER

A LA CONNAISSANCE ET AU PERFECTIONNEMENT

DE

LA CHIRURGIE.

LYON. — IMPRIMRIE DE G. ROSSARY, RUE ST-DOMINIQUE , N° 1.

DE LA MÉTHODE

A SUIVRE POUR ARRIVER

A LA CONNAISSANCE ET AU PERFECTIONNEMENT

DE

LA CHIRURGIE,

Discours prononcé le 30 décembre 1837.

Par M. Bonnet,

LORS DE SON INSTALLATION

EN QUALITÉ DE CHIRURGIEN EN CHEF DE L'HÔTEL-DIEU

De Lyon.

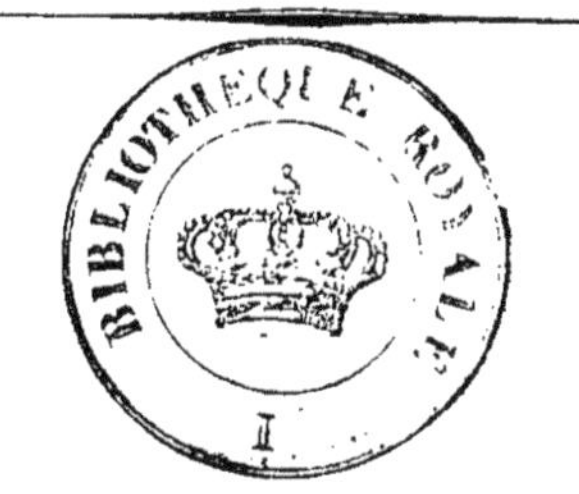

PARIS.

GERMER-BAILLIÈRE, RUE DE L'ÉCOLE DE MÉDECINE, 13.

LYON.

CH. SAVY JEUNE, LIBRAIRE-ÉDITEUR, QUAI DES CÉLESTINS, 49.

1838.

DE LA MÉTHODE

A SUIVRE POUR ARRIVER

A LA CONNAISSANCE ET AU PERFECTIONNEMENT

DE

LA CHIRURGIE.

MESSIEURS,

Toutes les sciences ont une méthode commune, chacune d'elles a sa méthode spéciale. Toutes celles qui s'occupent des corps et des phénomènes naturels, se composent de faits observés, analysés, ramenés à des lois : dans chacune d'elles les procédés et les instruments de l'observation, la marche de l'esprit dans l'analyse et la synthèse, ont un caractère spécial toujours en rapport avec la nature des phénomènes à observer, des faits dont on doit formuler les éléments ou les lois.

Il en est de la méthode dans les arts comme de la méthode dans les sciences ; méthode commune à tous, méthode spéciale à chacun d'eux. Pour tous, une connaissance complète embrasse celle du but, des moyens et des principes de critique ; dans chacun d'eux, des recherches spéciales peuvent seules conduire à connaître ce but, ces moyens et ces principes de critique.

I

Or, la chirurgie étant tout à la fois une science et un art ; une science, celle des maladies externes ; un art, l'art de traiter ces maladies, si l'on se demande quelle est la méthode spéciale à suivre dans son étude, on est conduit à rechercher, au point de vue de la science, quelle est cette méthode dans l'observation des maladies, dans l'analyse des faits que ces maladies présentent, dans la généralisation de ces faits observés et analysés : au point de vue de l'art, par quelle méthode on parvient à connaître le but que celui-ci doit se proposer, ou pour mieux dire, les indications auxquelles il doit satisfaire ; les moyens de remplir ces indications, les principes qui doivent guider dans l'appréciation de ces moyens.

Ces questions sont celles que je me propose d'examiner dans ce discours ; elles offrent des difficultés nombreuses, mais comme elles dominent un grand nombre d'autres questions, les résoudre, c'est donner une solution qui entraîne une multitude de solutions secondaires.

DE LA MÉTHODE A SUIVRE POUR ARRIVER A LA CONNAISSANCE ET AU PERFECTIONNEMENT DE LA CHIRURGIE CONSIDÉRÉE COMME SCIENCE.

Les moyens spéciaux qu'emploie la chirurgie pour étudier les faits, sont : 1º *l'observation clinique ;* 2º *la dissection des parties malades ;* 3º *les expériences sur le cadavre ;* 4º *les expériences sur les animaux vivants;* 5º *l'analyse chimique ;* 6º *les instruments que la physique met en notre pouvoir.*

1º *L'observation clinique,* ou l'étude du malade par la simple application des sens, fait connaître les phénomènes extérieurs des maladies, la marche qu'elles suivent, les terminaisons qu'elles affectent, l'influence qu'exercent les modificateurs sur cette marche et sur ces terminaisons. Elle montre les changements qu'entraîne dans diverses parties du corps, la lésion d'un organe ou l'altération d'un liquide, et fournit par là, sur les causes des maladies, quelques éléments précieux, quoique incomplets comme tous ceux que nous possédons sur l'origine des phénomènes que nous ne savons pas reproduire à volonté. Elle ne fait rien connaître sur la structure des parties altérées, sur leur composition : elle ne porte pas dans la notion des causes une précision suffisante. Elle a donc sa portée, elle a donc ses limites : elle doit être cultivée, elle ne doit pas l'être seule. S'y arrêter, c'est envisager une face importante des faits, c'est fermer les yeux sur plusieurs autres.

2o *La dissection des parties malades* permet d'étudier les altérations anatomiques, les changements de couleur, de rapports, de forme, de consistance et de texture. Lorsque des lésions secondaires sont subordonnées à des changements physiques, comme, par exemple, l'oblitération d'un conduit à la pression d'une tumeur, elle éclaire sur les causes. Elle sert donc à combler une des lacunes de l'observation clinique, celle que cette observation laisse sur la structure des organes malades; elle ajoute aux connaissances sur la causalité, celle de la subordination physique, mais elle n'apprend rien et ne peut rien apprendre sur la composition des liquides, sur les lésions de texture qui, par leur ténuité, se dérobent à nos sens, sur la nature et la production des diathèses.

Après avoir conçu sur l'anatomie pathologique des espérances illimitées, on s'est étonné des bornes étroites où se sont renfermés les résultats qu'elle a produits : cette conséquence était cependant dans la nature des choses. Sur toutes les lésions de forme, de rapports, comme les hernies, les

luxations, les épanchements de liquides, l'anatomie pathologique a donné les notions les plus satisfaisantes et les plus
pratiques. Sur celles où tous ces changements physiques ne
sont qu'accessoires , secondaires , subordonnés , comme les
cancers, les altérations du sang , elle n'a pu apprendre que
des faits éloignés de la nature des choses et par conséquent
sans application utile. Ce qu'elle a fait, elle devait le faire ;
ce qu'elle a refusé, il est inutile de l'attendre d'elle, ce sont
des connaissances qui n'entrent pas dans sa sphère d'action.

3o *Les expériences sur le cadavre* peuvent combler
une partie des lacunes que laissent l'observation clinique et
l'anatomie pathologique. Si l'on produit , sur un sujet mort,
toutes les variétés de luxations , de fractures , et qu'on examine l'état des parties auxquelles on a fait éprouver ces lésions
traumatiques, on peut saisir beaucoup mieux qu'au lit des malades, le rapport des causes et des effets. La dissection montre
ces effets avec précision, puisqu'ils sont physiques et par conséquent de l'ordre de ceux qu'elle fait connaître, et l'analyse
attentive des mouvements au milieu desquels ils se sont produits, le mode d'action de la cause qui les a déterminés.

Dans les maladies complexes qui offrent, durant la vie, des
phénomènes physiques unis à des phénomènes vitaux , les
expériences sur le cadavre permettent de faire la part de
tout ce qui se produit sous la dépendance des forces générales de la nature ; et par exemple dans une brûlure, d'étudier isolément de l'inflammation, phénomène vital, la coagulation de l'albumine , le racornissement , la décomposition
des tissus, lésions physiques et chimiques.

4o *Les expériences sur les animaux vivants* permettent de reproduire à volonté quelques-unes de ces diathèses
dont les lésions locales ne sont que des effets. Les travaux
de M. Magendie sur la défibrination du sang , de M. Cru-

veiller sur les injections de mercure, quelques autres encore que je pourrais citer, en montrant par quels procédés on peut déterminer des affections typhoïdes, des diathèses purulentes éclairent sur les causes si obscures de ces affections ; car savoir produire certains effets à volonté, c'est presque avoir atteint la limite à laquelle nous pouvons arriver sous le rapport de leurs causes. Cette production artificielle de lésions générales auxquels sont subordonnés les accidents locaux, promet de nombreuses découvertes ; elle est le seul avantage exclusif qui me semble appartenir, sous le rapport de la science, aux recherches expérimentales sur les animaux vivants.

5° L'emploi de tous les moyens de recherche que je viens d'énumérer ne peut rien apprendre sur la composition des parties malades. Celle-ci ne peut être connue que par l'*analyse chimique :* cette méthode de recherches doit donc s'ajouter à toutes les autres. Les connaissances qui peuvent résulter de son application ne sont rigoureusement vraies que pour les liquides qui n'ont pas d'organisation comme la bile et l'urine : elle ne donne qu'une part des connaissances qu'il faut acquérir sur les liquides organisés comme le sang.

6° *Parmi les instruments que la physique met en notre pouvoir,* le microscope est celui dont l'application est la plus étendue. Il fait connaître quelques détails de texture qui par leur ténuité échapperaient à nos yeux, et par la possibilité où nous sommes de rencontrer quelquefois des formes à la composition, supplée à l'insuffisance de l'analyse chimique. Malheureusement son usage, naturellement très-limité, l'est encore par la propriété plastique des liquides organisés, pour l'étude desquels son emploi est indispensable. C'est ainsi que le sang se coagule une fois sorti de la veine, perd la structure qu'il a durant la vie, et ne se présente plus au microscope dans l'état où il devrait être observé.

Ainsi, Messieurs, nous arrivons à cette conclusion, que l'observation clinique fait connaître les manifestations extérieures des maladies, leur marche et leurs terminaisons; l'anatomie pathologique, les lésions des organes qui consistent dans des changements de forme, de couleur, de connexion et de texture; les expériences sur le cadavre, le rapport des causes physiques ou chimiques avec les lésions du même ordre; les expériences sur les animaux vivants, les causes qui peuvent produire des diathèses; l'analyse chimique, la composition des produits morbides, mais avec précision seulement celle des liquides qui ne sont pas organisés : le microscope, la forme des parties d'une extrême ténuité. Ce qui revient à dire, en dernière analyse, que chaque méthode d'observation ne permet d'envisager qu'une certaine face des faits; que les faces multiples de ceux-ci ne peuvent être contemplées qu'en nous plaçant à tous les points de vue où ces méthodes nous transportent, et que dès-lors il n'en est aucune que l'on puisse négliger. N'observer qu'au lit du malade, ainsi que l'a fait Hippocrate et son école, c'est n'étudier que les manifestations extérieures, la marche et la terminaison des maladies : y joindre seulement la dissection des cadavres, comme l'usage en est répandu aujourd'hui, c'est rester dans l'ignorance sur les causes précises des maladies, sur la composition des liquides, sur les lésions de texture que leur ténuité dérobe à nos yeux : se borner, comme l'ont fait quelques chimistes, à l'analyse et à l'étude au microscope, c'est négliger tout ce qui tient à la vie, et que révèle l'observation clinique, tout ce qui tient aux lésions de structure et qui dépend de l'anatomie pathologique.

Chacune des méthodes énumérées a donc sa portée et ses limites. Ce n'est qu'en les employant toutes et succes-

sivement à l'étude des phénomènes morbides , que ceux-ci
peuvent être connus avec toute l'exactitude que nous pouvons atteindre. C'est en ne négligeant aucune d'elles , que
l'on parviendra à combler une partie de ces lacunes im-
menses que présente l'histoire de toutes les maladies qui
ne sont pas purement physiques, et qui dépendent ou d'une
cause générale et intérieure, ou consistent dans des lésions
de texture ou de composition. Qu'on ne s'abuse point sur la
portée de ces méthodes, pour arriver à la solution des problèmes qui restent à résoudre. Les plus importantes , pour
connaître ce qui a été fait , ne sont pas les plus importantes
pour connaître ce qui reste à faire. L'observation clinique et
la dissection cadavérique , méthodes nécessaires, indispen-
sables pour acquérir les notions déjà répandues dans la
science, sont les plus stériles pour faire des découvertes;
et cela par la raison très-simple que, depuis des siècles ,
elles sont exploitées et que les faits auxquels elles s'appliquent ont été sous les yeux des hommes les plus attentifs ,
les plus persévérants et les plus sagaces. Les autres méthodes, telles que les expériences sur les cadavres et les animaux vivants, l'analyse chimique, l'étude au microscope,
moins importantes, moins fécondes par leur nature, pro-
mettent plus , peut-être, à l'avenir, parce qu'elles n'ont été
appliquées que depuis peu d'années et par un petit nombre
d'hommes. Les faits qu'elles peuvent fournir n'ont pas été
recueillis; ils appartiennent à notre âge, comme ceux de l'a-
natomie pathologique et de l'observation clinique appartiennent à nos frères aînés et à nos pères.

Les faits observés par les méthodes diverses dont je viens

d'indiquer et la nature et la portée, sont complexes, nécessairement confus. Ils doivent être ramenés par *l'analyse* à leurs éléments. Les méthodes spéciales d'analyses qu'on peut leur appliquer sont celles *des tissus, des fonctions, et des divers états morbides.*

1° *L'analyse des tissus*, appliquée à l'état morbide, est d'une importance généralement comprise. Il n'est aucun pathologiste qui, dans un organe complexe, ne distingue les lésions de chacun de ses tissus élémentaires. S'il examine anatomiquement une tumeur blanche, par exemple, il cherche isolément quel est l'état des os, des membranes synoviales, des cartilages, du tissu fibreux et du tissu cellulaire ; il fait les mêmes distinctions dans le diagnostic, s'il veut déterminer pendant la vie quelles sont les lésions complexes dont l'articulation est affectée.

Mais on le voit facilement ; l'analyse des tissus ne s'applique qu'au siége du mal ; elle guide l'esprit dans la recherche de ce siége, mais elle ne va pas au-delà. D'autres principes d'analyse sont donc nécessaires.

2° M. Andral, dans son anatomie pathologique, a distingué *des fonctions* complexes, comme la digestion et la respiration, les fonctions simples, élémentaires, communes à tous les tissus, telles que la circulation, l'innervation, les sécrétions, l'absorption et la nutrition. Il a montré que dans la lésion d'un tissu il faut chercher la modification qu'a subie chacune des fonctions élémentaires de ce tissu. Ainsi, pour suivre l'exemple choisi plus haut, arrivé, dans l'étude d'une tumeur blanche articulaire, à celle de la membrane synoviale, il faut examiner les changements qu'ont subis, dans cette membrane, la circulation, l'innervation, l'absorption, les sécrétions et la nutrition. On le voit, par cette analyse des fonctions, un guide de plus est donné à nos recherches, par lui nous sommes conduits au-delà du siége du mal où nous avait laissé l'analyse des tissus.

3° Il ne faut pas une attention bien grande pour voir que l'analyse des tissus et celle des fonctions, quoique propres à guider dans l'étude des phénomènes complexes, sont insuffisantes pour diriger l'esprit jusqu'aux dernières limites de l'observation; si elles conduisent, par exemple, dans une tumeur blanche que je choisis toujours pour exemple, à rechercher l'état de la membrane synoviale, et dans cette membrane l'état des sécrétions, elles ne guident pas dans l'analyse des changements que ces sécrétions ont pu subir; en un mot, elles n'apprennent rien sur les *divers modes suivant lesquels une même fonction peut être troublée dans un même tissu.* Une bonne analyse de ces troubles fonctionnels manque dans la science; celle que l'on pourrait tenter aujourd'hui, en s'éclairant des faits récemment découverts par les expériences sur les animaux, les analyses chimiques, les études au microscope, et en étudiant à part chaque fonction élémentaire, serait moins imparfaite, sans doute, que celles qui ont été jusqu'ici publiées : c'est à peine, cependant, si l'on peut l'espérer. Pour l'entreprendre, il faudrait associer des connaissances diverses; et ces connaissances, dont l'association est nécessaire, sont éparses dans des esprits différents, tant est poussée loin aujourd'hui la division du travail, favorable seulement à l'exercice de la main, mais nuisible à celui de l'intelligence, et opposé, par conséquent, aux progrès des sciences.

Ce n'est pas ici le lieu d'exposer les résultats auxquels je suis arrivé en m'occupant de ces questions. Je les ai fait connaître dans un mémoire lu récemment à l'Institut. Il me suffit de montrer que dans l'étude des phénomènes morbides, la science possède des principes spéciaux d'analyse, celle

des tissus, des fonctions et des divers états morbides, et
de faire voir comment leur application aux faits complexes
que nous offre la nature, en détermine les éléments, dirige
dans leur observation, et peut faciliter la conception des difficultés qu'ils présentent.

Si des principes spéciaux d'analyse, tout imparfaits qu'ils
soient, existent dans la science de l'état morbide, c'est à
peine si l'on en peut dire autant des principes spéciaux de
généralisation.

Tandis qu'il serait facile de démontrer, dans la physique,
la chimie et l'anatomie comparée, quelques uns de ces principes spéciaux sur lesquels l'esprit se porte dès qu'il veut,
dans ces sciences, rechercher un rapport, formuler une loi,
il serait très-difficile d'en montrer de semblables dans la
science des maladies ; j'en excepterai cependant l'idée de
considérer certains états morbides comme le résultat d'un
arrêt de développement. Cette idée de l'arrêt de développement, dont les anatomistes ont tiré un si merveilleux parti
pour résumer les différences que le cœur, le cerveau et, en
général, tous les organes internes présentent dans les animaux vertébrés, a été transportée, comme on le sait, dans la
pathologie, par M. Geoffroy-Saint-Hilaire, et l'a conduit à la
loi la plus générale qui puisse formuler les différences et les
rapports des monstruosités. Il a montré que la plupart d'entr'elles n'étaient dues qu'à un arrêt de développement qui,
frappant dans leur vie embryonnaire les êtres qui en sont
affectés, avaient empêché ceux-ci de suivre les phases normales de leur développement, et les avaient fixés à l'un des
états de la vie embryonnaire qui, normalement, devait être
ransitoire.

Une conception qui a pu ramener ainsi à des lois les lésions qui, plus que toutes les autres, paraissaient s'y sous-
traire, et qui, montrant l'ordre dans le désordre apparent,
a fait voir la sagesse immuable du Créateur, même dans les
œuvres qui ne semblaient que des aberrations; une telle
conception ne pouvait être perdue pour la pathologie, elle
a été appliquée à la conception de certaines difformités et de
certaines tumeurs. Mais en montrant combien ce principe
spécial de synthèse peut être fécond en applications utiles,
je ne puis m'empêcher de regretter de nouveau que la recherche de principes semblables ait aussi peu préoccupé les
pathologistes, et sans doute cet oubli est une des causes qui
produisent tant d'isolement dans les faits dont se compose
la science actuelle.

Telles sont, Messieurs, les méthodes spéciales d'observation, d'analyse et de synthèse qu'on peut suivre dans
l'étude de la pathologie ; il est aisé de présumer que si une
maladie quelconque était étudiée par toutes ces méthodes,
elle serait mieux connue qu'elle ne l'est dans l'état actuel de
la science, où l'on se borne généralement à l'observation
clinique, la dissection des parties malades et l'analyse des
tissus. Des conceptions générales, qui embrasseraient des
observations éparses, seraient la suite de ces études ; et la
science encore arrêtée à l'époque des différences, passerait
à celle des rapports et des lois.

A l'appui de cette dernière assertion, je pourrais exposer
les propositions générales que j'ai été conduit à formuler
sur les produits de sécrétion qui s'organisent, sur ceux qui ne
s'organisent point, et sur les phénomènes de réaction qui

sont la suite d'une lésion locale (I) ; mais comme l'exposition de ces lois m'éloignerait du sujet de ce discours, si je ne montrais par quelle méthode je suis arrivé à les découvrir, et que la démonstration de cette méthode m'entraînerait au-delà des limites que je dois me prescrire, je n'insiste pas davantage sur l'étude de la chirurgie considérée comme science, et je passe à la discussion de la méthode à suivre dans la recherche des moyens propres à la connaître et à la perfectionner, au point de vue de la pratique.

DE LA MÉTHODE A SUIVRE POUR ARRIVER A LA CONNAISSANCE ET AU PERFECTIONNEMENT DE LA CHIRURGIE CONSIDÉRÉE COMME ART.

En commençant ce discours, j'ai établi en principe que la connaissance d'un art quelconque, comprend celle de son but, de ses moyens et de ses principes de critique : et comme dans la chirurgie le but, ce sont les indications à remplir ; les moyens, les procédés opératoires ; les principes de critique, l'expérience aidée de l'analyse ; la question que je me suis posée sur la méthode à suivre pour arriver à la connaissance et au perfectionnement de la chirurgie, sous le rapport de l'art pratique, se décompose en celles-ci : Quelle est la méthode à suivre pour connaître et perfectionner la science? 1° les indications, 2° les procédés opératoires, 3° pour bien interpréter les résultats de l'expérience.

Il n'est aucune des méthodes de connaître la vérité dans l'étude des maladies, qui ne puisse conduire à la découverte des indications : celles-ci peuvent être déduites des connaissances fournies par l'observation clinique, l'anatomie pathologique, les expériences sur le cadavre et les animaux

____

(1) Voyez les notes.

vivants , les études chimiques et microscopiques ; elles peuvent naître des vérités que l'on découvre par l'analyse des tissus, des fonctions, des divers états morbides ; on peut y être conduit enfin par les rapprochements et les lois établies entre les faits observés et analysés ; cette liaison des connaissances scientifiques et des indications thérapeutiques forme une transition logique entre la partie de ce discours où je me suis occupé de la science pure et de celle où je traite de la science appliquée.

Si chaque moyen d'observer , peut conduire à la découverte de quelques indications , ce n'est évidemment que par les notions qu'il donne sur l'ordre de faits auxquels il s'applique ; ainsi c'est par l'observation clinique , et l'observation clinique seule, qu'on arrive aux indications qui peuvent résulter des notions sur la marche et les terminaisons des maladies ; par l'observation clinique, l'anatomie pathologique et les expériences sur le cadavre , à celles que présentent les lésions physiques ; enfin par l'analyse chimique à celles qui ne peuvent résulter que de connaissances sur la composition des liquides.

Je me contente de formuler ces idées et je les développe seulement par des applications. Si j'emprunte ces applications à des travaux qui me sont propres, ce n'est point que je considère ces travaux comme supérieurs à ceux qui sont dus à d'autres médecins, c'est que je connais avec précision la méthode qui m'a conduit à les entreprendre , celle qui m'a dirigé dans leur poursuite , et que c'est au point de vue de la méthode que je considère surtout ici les recherches thérapeutiques.

L'observation clinique, ai-je dit, peut conduire à des indications par les connaissances qu'elle donne sur la marche des maladies; j'en cite d'abord un exemple tiré de l'ordre de succession des phénomènes morbides.

On sait que l'inflammation de la trompe d'Eustache entraîne le rétrécissement ou l'oblitération de ce conduit, ce rétrécissement et cette oblitération, une surdité plus ou moins complète; or, ayant observé que les inflammations de la trompe étaient souvent précédées de l'inflammation du pharynx, j'ai été conduit, dans le traitement des surdités dépendantes du rétrécissement ou de l'oblitération inflammatoire de la trompe, à porter les moyens locaux sur le pharynx si celui-ci avait été primitivement affecté. Parmi les moyens locaux j'ai préféré la cautérisation, guidé dans ce choix par la nature du gonflement que les autopsies m'ont démontré dépendre d'une infiltration sous-muqueuse, et par les avantages bien constatés de la cautérisation pour guérir ces infiltrations passées à l'état chronique. Onze observations de surdité traitées d'après ces principes sont consignées dans les derniers numéros du bulletin de thérapeutique; on peut juger en les lisant combien ici les résultats de la pratique ont justifié les prévisions de la science. Les recherches de quelques autres médecins sont venues se réunir aux miennes, et la méthode que j'ai proposée tend à recevoir chaque jour des applications utiles.

Quand une maladie reste stationnaire, l'observation clinique, en faisant connaître la cause qui la maintient à cet état, peut révéler des indications; car, savoir quelle cause entretient une maladie, c'est savoir l'indication à remplir, cette indication est évidemment la sublation de la cause. Ainsi, lorsque des inflammations doivent leur persistance et même leur aggravation à la présence de corps étrangers, l'indication à remplir est l'extraction de ces corps étrangers : la nécessité de cette extraction généralement comprise pour tous

ceux d'entre ces corps qui viennent de l'extérieur , est loin
de l'être pour les parties normales , telles que les poils, les
cils , les os du carpe , qui par suite de leur dénudation , de
leur séjour au milieu des parties malades , jouent véritablement le rôle de corps étrangers , et entretiennent les inflammations les plus persistantes et les plus rebelles. En enlevant
les os du carpe dénudés par la suppuration , les cils ou les
poils de la barbe dans les inflammations chroniques de leurs
follicules (mentagres), j'ai suivi le principe de l'extraction
des corps étrangers , comme moyen de guérir les maladies
qu'ils entretiennent, dans des conséquences jusqu'ici négligées.
les résultats pratiques ont parfaitement répondu à ce qu'on
devait attendre. Ils seront exposés plus tard avec détail.

Lorsque la cause qui entretient le mal ne peut être ap-
préciée ou bien que connue elle ne peut être détruite,
l'indication à remplir peut résulter de l'observation de la
marche naturelle que prend le mal lorsqu'il tend à guérir.
Imprimer artificiellement cette marche s'il ne la prend pas ,
la rendre plus active si elle est languissante , tel est évidemment le but que l'on doit chercher à atteindre. C'est ce que
j'ai fait dans le traitement de certains ulcères à peine décrits
par les auteurs , toujours répandus en grand nombre sur
une large surface et qui succèdent à de petits abcès ou
mieux à des pustules sous-cutanées. Ces abcès au moment
où le pus se fait jour à travers une perforation étroite sont
recouverts d'une peau amincie , décollée , et leur fond est
infiltré de pus. L'observation clinique m'ayant appris que
leur cicatrisation ne commence à s'opérer que lorsque la
peau décollée a été absorbée et que tout le pus qui infiltre le
tissu cellulaire a été éliminé, j'en ai conclu tout naturellement que si ces changements ne s'effectuent point ou
s'effectuent avec trop de lenteur , il faut les produire artifi-

ciellement. D'abord j'ai tenté d'y parvenir par la cautérisation, mais plus tard, et avec beaucoup plus d'avantage, en enlevant de suite, avec le bistouri, le fond altéré et les bords décollés de ces ulcères. Cette méthode qui consiste dans la conversion d'un ulcère en une plaie simple a été longuement développée dans un mémoire que j'ai publié dans les Archives de médecine, où j'ai fait connaître l'histoire détaillée de douze malades traités par cette méthode, l'une des plus avantageuses entre celles que mes réflexions m'ont suggérées.

Le temps ne me permet point de démontrer, pour tous les moyens de connaître les maladies, comme je viens de le faire pour l'observation clinique, cette vérité que j'avançais plus haut, savoir qu'il n'est aucun d'entre eux qui ne puisse conduire à la découverte des indications thérapeutiques. Si je pouvais entrer dans des développements convenables, je ferais voir comment l'anatomie pathologique et les expériences sur le cadavre peuvent révéler des indications thérapeutiques, sur le traitement de toutes les lésions physiques; comment ces indications peuvent résulter des études sur la composition chimique des liquides dans le traitement des maladies, la gravelle, par exemple, qui sont la suite de ces changements de composition; comment, enfin, les observations microscopiques, elles-mêmes, peuvent avoir une application utile, ainsi que l'ont prouvé des recherches récentes sur l'infécondité (I).

Je pourrais suivre cet ordre de démonstration en montrant quelles lumières jettent sur les indications toutes les vérités découvertes par l'analyse, toutes les lois qui résument les phénomènes et montrent leurs rapports. Ainsi, de celles que j'aurais pu faire connaître sur la composition des

____

(1) Voyez les notes où ces idées sont développées.

tumeurs résulte cette vérité : que, dans le traitement de toutes celles qui sont squirrheuses, fongueuses et encéphaloïdes, le but de l'art doit être la résorption de toutes les parties inorganisables, et le passage à l'état fibreux de toutes les parties organisées.

Je regrette d'autant plus de ne pouvoir rendre évidentes, par des applications nombreuses, ces vérités, sur le rapport de la science et de la pratique, que les erreurs les plus graves règnent à notre époque sur la nature de ces rapports. Loin de voir dans la science un guide pour la pratique, bien des hommes se plaisent à établir une opposition entre elles ; ils proclament ainsi que ne point connaître les maladies c'est être préparé à les guérir, et, non contents d'une inconséquence aussi grave, ils jettent le blâme sur ceux qui consacrent une vie laborieuse à la recherche de la vérité, et passent par toutes les épreuves difficiles de la science pour arriver à celles plus difficiles encore d'une pratique éclairée. La source de ces erreurs, et j'ose le dire, celle de ces injustices, vient de ce que l'on n'a pas suivi l'enchaînement qui unit la connaissance des maladies à celle de leur traitement. Cette connaissance ne conduit directement ni au médicament ni à l'opération convenables ; mais elle conduit, je viens de le prouver, à l'analyse des obstacles qui s'opposent à la guérison, à celle des conditions qui la favorisent ; elle révèle les indications, et par là, le but auquel doivent tendre tous les efforts de la thérapeutique.

Les indications, liens placés entre la science des maladies et celle des moyens propres à les guérir, une fois déter-

minées, commence un second ordre de recherches pratiques, celui des agents à l'aide desquels on peut satisfaire à
ces indications.

Ces agents sont aussi nombreux que les modificateurs
auxquels l'homme peut être soumis ; les seuls toutefois que
je puisse examiner ici, sont les procédés opératoires. Dans
l'étude de ces procédés, il y a deux choses : l'idée première du procédé, les règles à suivre dans l'emploi de ce
procédé. Ces règles s'appliquent à la construction des instruments, à la manière d'en faire usage ; elles se déduisent
de l'état normal ou pathologique des parties sur lesquelles
on doit agir, du mode d'action qu'on veut exercer sur elles,
des résultats donnés par des essais antérieurs. L'idée première des procédés opératoires est quelquefois une conséquence si simple des indications qu'ils doivent remplir,
qu'elle se présente nécessairement à l'esprit, mais quelquefois elle se lie d'une manière moins étroite à la connaissance
de ces indications ; elle peut être suggérée alors par l'analogie, la physiologie pathologique, les sciences physiques
ou chimiques. Je développe par des exemples ces dernières
propositions.

M. Davat avait montré que l'introduction et le séjour des
épingles dans les parois des veines y déterminent une inflammation adhésive et limitée. Je m'assurai de la justesse des
faits qu'il avait annoncés, et, ayant été conduit à réfléchir
aux moyens d'obtenir la cure radicale des hernies, je pensai
que, puisque l'introduction et le séjour de corps étrangers
ténus dans les parois des veines, suffisaient pour y déterminer l'inflammation adhésive, il devait en être de même
pour ceux du sac herniaire, et que puisque l'inflammation
était limitée et sans danger dans un cas, elle le serait dans
l'autre. Je n'eus plus alors qu'à chercher une manière de

fixer les épingles qui leur permit de ne point se déplacer, de rapprocher les parois du sac et de ne léser aucune partie importante; cette méthode a été appliquée huit fois sur le vivant. J'en ai fait connaître les résultats dans un mémoire publié dans la Gazette médicale.

Le transport à des cas analogues de moyens utiles dans des cas donnés, peut conduire à des procédés opératoires que l'on prend pour des découvertes, et qui ne sont, aux yeux des hommes que la réflexion a familiarisés avec les analogies, que des inductions de la plus grande simplicité.

Mais lorsque le procédé dont on a besoin n'est appliqué au traitement d'aucune maladie, l'analogie ne peut plus servir de guide; il faut alors s'adresser, comme je le disais plus haut, à la physiologie pathologique, c'est-à-dire à la science du mode suivant lequel les fonctions se remplissent dans l'état morbide. J'examine un malade atteint d'une carie du carpe, qui abandonnée à elle-même, envahira le reste de la main ou fera périr le malade; obligé, dans l'état actuel de la science, d'amputer l'avant-bras, je n'ai recours qu'avec douleur à cette ressource extrême, et je pense combien il serait préférable de conserver les doigts et les os du métacarpe, les deux rangées du carpe étant seules enlevées; mais comment faire cette résection? Si je conserve tous les tendons extenseurs, je ne puis la pratiquer; si je les coupe, les doigts resteront fléchis et inutiles. Que faire, cependant? La physiologie pathologique me donne la solution de ce problème; elle me fait comprendre que, le carpe enlevé, les os de l'avant-bras et ceux du métacarpe se souderont ensemble, que les mouvements de totalité de la main seront détruits, et que, dès-lors, les extenseurs de la main deviendront inutiles; elle me montre que les mouvements des doigts étant seuls conservés, ce sont les extenseurs de ces doigts que j'ai besoin seuls de laisser intacts. Je conçois alors le plan de mon opération, en ne conservant que ces derniers extenseurs, la résection du carpe est alors praticable, la main peut être conservée, et les mouvements des doigts ne pas être détruits. (Cette opération n'a été exécutée que sur le cadavre.)

Au milieu de toutes ces applications, il importe de ne point perdre de vue la suite des idées. Des expériences antérieures, des notions de mécanique, des études sur l'anatomie des régions, guident dans l'application de tous les procédés opératoires connus, et si ces procédés manquent dans la pratique, des inductions déduites de l'analogie, de la physiologie pathologique, conduisent à les découvrir; mais dans le cas où les connaissances qui sont plus spécialement de notre domaine ne pourraient résoudre la difficulté, devrions-nous nous déclarer impuissants? Non, sans doute; nous nous adresserions aux sciences accessoires, à la physique, à la chimie.

Occupé de la dissolution des calculs urinaires, je porte ma pensée sur la pile, comme moyen de produire cette dissolution, et je comprends facilement pourquoi elle est restée impuissante entre les mains des expérimentateurs. Elle l'est par cette raison très-simple, que le calcul étant moins bon conducteur de l'électricité que l'eau dans laquelle il est plongé, c'est par cette eau que s'établit la communication des deux pôles de la pile, et c'est elle par conséquent et non le calcul qui est décomposé; je me rappelle alors que les sels solubles dissous dans l'eau sont décomposés par la pile, et si ce sel est du nitrate de potasse, par exemple, l'acide nitrique se rend vers l'un des pôles, et la potasse vers l'autre; dès-lors si le calcul est placé entre deux fils métalliques communiquant avec chacun de ces pôles, une des faces du

calcul sera touchée par l'acide nitrique , une autre par la
potasse ; s'il est de phosphate de chaux , c'est-à-dire soluble
dans les acides , il se dissoudra du côté où se porte l'acide
nitrique ; s'il est d'acide urique , c'est-à-dire soluble dans les
alcalis , il se dissoudra du côté où se porte la potasse. L'expérience a parfaitement justifié ces idées théoriques , mais la
dissolution ne s'est faite qu'avec tant de lenteur , tant de difficulté, que des recherches poursuivies pendant plus de deux
ans avec toute l'ardeur que l'on peut mettre au développement d'une idée que justifie la logique la plus rigoureuse ,
n'ont pu la faire passer de l'état de conception à celui où elle
peut devenir pratique. Serai-je plus heureux par la suite ?
je l'ignore et j'en doute ; il me suffit pour le moment d'avoir
montré comment , dans la recherche des procédés, les sciences physiques et chimiques peuvent résoudre des problèmes
dont on demanderait en vain la solution aux sciences médicales , et particulièrement aux inductions déduites de l'analogie et à la physiologie pathologique.

Arrivés au point où nous en sommes, les difficultés
pratiques ne sont point encore complètement résolues.
Les indications sont saisies, les procédés sont arrêtés ;
mais leur valeur , leur utilité n'est pas déterminée encore ,
le criterium nous manque. Où devons-nous le chercher ? Nous
le trouverons dans la comparaison des indications à remplir
et des indications que remplit l'opération à juger : celle-ci
doit être rejetée si un examen rationel en montre l'insuffisance
ou le danger. Car l'expérience ne saurait être invoquée avec
trop de réserve dans ces questions où la perte du malade
peut être le résultat d'une tentative imprudente ; et que si

l'expérience est nécessaire pour faire juger qu'une méthode est bonne, elle ne l'est point pour faire décider qu'elle est mauvaise.

Si d'ordinaire l'insuffisance ou les dangers que la raison nous montre dans un procédé opératoire ne sont que trop réels, nous nous abusons aisément sur ses avantages, et, lorsque soumis à la critique, celui-ci nous paraît avantageux, l'expérience clinique est encore nécessaire pour prononcer sur sa valeur. On s'abuserait étrangement si l'on pensait que les résultats qu'elle donne conduisent à des conséquences faciles à déduire. Loin de là, de toutes les opérations de l'esprit dans la recherche des vérités pratiques, l'appréciation des méthodes de traitement, même après les avoir appliquées, est la plus difficile, celle qui demande le plus de connaissances, de réflexion et de sagacité. Un malade étant traité par une méthode nouvelle, pour qu'on puisse assurer que celle-ci a été utile ou nuisible, il faut pouvoir dire ce que serait devenue la maladie abandonnée à elle-même, ou traitée par les méthodes connues. Si l'on ne peut faire à priori cette détermination, on s'expose à ne juger des méthodes de traitement que par les résultats heureux ou malheureux qui suivent leur emploi ; sans réfléchir que le succès peut être dû à la tendance naturelle du mal vers la guérison, et l'insuccès à la nécessité d'une terminaison funeste. Or, cette appréciation à priori de la marche que doit suivre la maladie abandonnée à elle-même, est l'une des plus difficiles que l'on puisse se poser, comme le sont en général toutes les questions de pronostic, dont la certitude est regardée avec raison comme la preuve la plus sûre de la capacité médicale. C'est pour l'avoir rendu plus facile par les progrès qu'elle a fait faire au diagnostic, que l'école anatomique a rendu au traitement un service véritable ;

elle n'a pas découvert de moyens noûveaux , elle a conduit à mieux apprécier ceux qui étaient connus.

⬚

Ainsi , Messieurs , la méthode à suivre pour arriver à connaître et perfectionner la chirurgie considérée comme art , s'applique aux indications , aux procédés , aux jugements. Et pour me borner aux points que j'ai cru devoir développer , les indications se déduisent de la marche que suivent les maladies dans leur propagation d'un organe à un autre , des causes qui les agravent ou les maintiennent stationnaires , des phénomènes qu'elles présentent dans leur tendance à la guérison ; les procédés toujours réglés par l'anatomie dans leurs applications , se déduisent de l'analogie , de la physiologie pathologique , des connaissances physiques et chimiques ; les jugements, de l'examen raisonné des moyens thérapeutiques et des résultats cliniques qui suivront leur emploi comparés à la marche des maladies abandonnées à elles-mêmes.

⬚

Ces considérations peuvent vous faire apprécier, Messieurs les Élèves, sous combien de faces doivent être envisagées les questions chirurgicales , et combien leur connaissance exige de travail et de persévérance. Je suis loin toutefois de prétendre que l'espace que j'ai montré devant vous, doive être parcouru en entier par tout homme qui se livre à la chirurgie pratique ; pour ceux qui désirent connaître seulement ce qui est fait , et l'appliquer d'une manière convenable , l'horizon ne s'étend pas aussi loin ; c'est à ces hommes que s'adressera surtout mon enseignement clinique ; dans cet enseignement, j'insisterai sur les connaissances acquises et non sur celles que l'on peut acquérir ; je ferai l'application des méthodes dont j'indique ici la portée, et, des considérations générales je descendrai aux notions particulières, me conformant ainsi aux nécessités de la pratique qui ne peut faire aucune abstraction, et doit accepter les problèmes dans toute leur complexité. Appelé à porter ici la parole devant des hommes qui m'ont précédé dans l'étude de la science, j'ai dû m'éloigner des leçons élémentaires ; placé entre des fonctions qui finissent et des fonctions qui commencent, j'ai dû donner un souvenir au passé, mais autant qu'il était en moi un gage à l'avenir ; et, dans l'impossibilité d'entrer dans le détail des cas individuels, montrer quel est l'esprit qui m'anime et quelles sont les méthodes de recherches qui me semblent les plus fécondes pour l'avenir.

Mon honorable prédécesseur vous a souvent enseigné combien il importe de connaître les réactions des organes les uns sur les autres, avec quel soin on doit diriger les médications sur ceux qui ont été primitivement affectés, et quelle réserve prudente doit guider dans le choix des opérations. Les lois de la physiologie pathologique, comme les résultats de la pratique, démontrent la sagesse de ces préceptes ; je tâcherai d'en faire l'application et d'en perpétuer l'enseignement parmi vous.

Parmi les progrès utiles de la chirurgie dans ces dernières années, l'on doit surtout signaler les moyens propres à atteindre, sans effusion de sang et sans division des organes, les résultats qui nécessitaient jadis des solutions de continuité. Dans cet ordre de découvertes, la lithotritie doit être placée au premier rang et par l'importance des résultats qu'elle a

donnés , et par le degré de simplicité et de perfection auquel
elle est parvenue. Préparé à son application sur le vivant ,
par des études et des exercices multipliés , je la pratiquerai
aussitôt que les occasions favorables m'en seront présentées.
Grâce aux soins de l'administration des hôpitaux , l'Hôtel-
Dieu possède tous les instruments nécessaires à cette opération , et tous ceux dont l'invention et le perfectionnement
appartiennent aux recherches les plus récentes. Parmi ces
derniers , je signalerai ces membres artificiels qui , par une
heureuse disposition et un ingénieux mécanisme , masquent
complètement la difformité d'une mutilation , et suppléent en
partie du moins aux mouvements des jambes et des bras qui
ont été enlevés. Les pauvres de cet hôpital pourront jouir de
ces secours précieux ; même après l'ablation d'un membre ,
ils pourront continuer leur profession , et sans doute cette
pensée que le manque de travail ne sera pas la conséquence
de l'opération qu'ils vont subir , soutiendra leur courage et
ajoutera aux chances de succès que modifient si puissam-
mentles influences morales.

La sollicitude de l'administration ne s'est point arrêtée
à ces soins d'humanité ; elle s'est étendue jusqu'aux intérêts de la science : elle a voulu que tous les faits intéressants
rassemblés dans cet hôpital fussent recueillis, que des statis-
tiques constatant les maladies prédominantes , les influences
de localité comme les influences épidémiques pussent être régulièrement établies, et afin d'encourager *MM. les Internes*,
appelés surtout à faire ce travail par la nature de leurs fonctions et celle de leurs études, elle a décidé qu'un concours
serait ouvert à la fin de chaque année, et qu'un ou plusieurs
prix seraient décernés à celui ou à ceux qui par des observations
exactes, nombreuses et comparées entre elles, aurait fait servir
le plus utilement au profit de la science, les riches matériaux

qui sont mis à leur disposition. L'amour du vrai étant insépa-
rable de l'amour de l'utile, les intérêts de la science liés à
ceux de l'humanité, les études sérieuses, que rendront plus
actives les encouragements proposés, tourneront sans aucun
doute au profit des malades, dont la guérison et le soula-
gement est le but de tous nos efforts et la récompense de
toutes nos recherches.

Ainsi l'administration poursuit l'œuvre d'amélioration
progressive à laquelle elle s'est consacrée; elle recherche dans
toutes les parties du service les lacunes à combler, et trouve
dans les fruits de son économie, les moyens de satisfaire à
tous les besoins qu'elle peut découvrir.

Appelé bien jeune à la tête d'un service de chirurgie,
où se trouvent rassemblées tant de maladies graves et obscures, je sens combien j'ai besoin de direction et de conseils. Aussi dans le choix des opérations difficiles, dans
les cas de diagnostic importants et douteux, aurai-je souvent recours aux avis des hommes qui m'ont précédé dans
les fonctions que je vais remplir. Je provoquerai ces consul-
tations dont la pensée appartient aux traditions si respecta-
bles de cet hôpital; là, se révéleront les fruits d'une expérience consommée et les aperçus d'une sagacité tant de fois
mise à l'épreuve. Les conseils qui s'y feront entendre ser-
viront au traitement des malades, à l'instruction des élèves;
et de ces réunions, sortira cette vérité, qu'il n'est pas un
des secours accordés au malade riche, que le malade pauvre
ne puisse trouver dans cet hôpital; et que près de son lit,
environné de l'intérêt de tous, veille l'expérience de l'âge
mûr, comme le zèle et l'activité de la jeunesse.

NOTES

AJOUTÉES A LA PARTIE SCIENTIFIQUE DE CE DISCOURS.

En terminant la première partie de ce discours, j'établis que si les maladies étaient étudiées par toutes les méthodes de recherches dont je me suis appliqué à faire sentir l'importance, elles seraient mieux connues qu'elles ne le sont dans l'état actuel de la science, et que des conceptions générales qui embrasseraient des observations éparses, seraient la suite de ces études. Je vais tâcher de démontrer cette dernière proposition en donnant une idée succincte de mes recherches sur les lésions locales et sur les phénomènes généraux qui se produisent sous l'influence de ces lésions.

DES LÉSIONS LOCALES.

Les lésions locales se bornent à des troubles fonctionnels dans l'innervation, la circulation, l'absorption et les sécrétions. Parmi ces lésions, celles qui résultent de produits de sécrétions morbides, sont les seules que je me propose d'examiner ici : je diviserai en deux chapitres la dissertation que je vais leur consacrer : le premier, consacré aux produits de sécrétion qui ne s'organisent pas, et le second, aux produits de sécrétion qui s'organisent.

CHAPITRE PREMIER.

DES PRODUITS DE SÉCRÉTION MORBIDES QUI NE S'ORGANISENT PAS.

Dans un grand nombre de maladies, les sécrétions normales sont suspendues et remplacées par des sécrétions anormales. Les produits de ces dernières, qui ne s'organisent point, tels que la sérosité, le pus, la matière tuberculeuse, les substances diverses renfermées dans les kystes, n'ont été étudiés, pour la plupart, que sous le rapport de leur forme, de leur consistance et de leur couleur ; et comme ces notions de forme, de consistance et de couleur, ne peuvent conduire à celle de leur composition, la partie fondamentale de leur histoire, les connaissances que l'on possède sur eux sont extrêmement bornées. On ignore les rapports qu'ils ont les uns avec les autres, ceux qu'ils ont avec le sang, liquide générateur ; on les regarde comme des substances particulières, sans analogie aucune; et pour désigner quelques-uns d'entre eux, on en est réduit à leur donner les noms de méliceris, de stéatomes et d'athéromes, ce qui se réduit à dire qu'ils ressemblent à du miel, du suif et de la bouillie.

Ce travail sur les produits de sécrétion qui ne s'organisent pas, fait partie d'un mémoire plus étendu que j'ai eu l'honneur de lire à l'académie des sciences, dans le mois de novembre dernier.

Ces comparaisons grossières caractérisent l'imperfection de la science et le marquent d'autant mieux qu'il est impossible, dans l'état actuel des choses , de leur substituer des rapprochements plus raisonnables.

Une lacune aussi profonde vient de ce que l'analyse chimique n'a été appliquée qu'imparfaitement à quelques-uns de ces produits morbides , tels que le pus et la matière tuberculeuse, ou ne l'a pas été du tout, comme à la plupart des substances contenues dans les kystes. Les chimistes ont laissé ces questions aux médecins , les médecins se sont reposés sur les chimistes , et au milieu de cette expectation réciproque, la science est restée stationnaire , et arrêtée à l'étude des apparences extérieures. Pénétré de la nécessité de sortir de cet état, j'ai appliqué un grand nombre de fois l'analyse chimique à chacun de ces produits morbides , et je suis arrivé à quelques résultats , qui par leur simplicité et leur harmonie avec les faits qui résultent de l'observation clinique, me semblent dans le vrai. Si les connaissances qui m'étaient révélées par une méthode d'observation , eussent été en contradiction avec ceux que j'apprenais en en suivant une autre , j'eusse pu rester incertain ; mais la convergence parfaite des conclusions auxquelles me conduisaient l'observation clinique et l'analyse chimique , m'en prouvait la justesse; car c'est un des caractères les plus sûrs de la vérité dans les sciences d'observation, que l'accord, l'harmonie des résultats obtenus par des méthodes diverses. C'est cet accord que je m'attacherai à faire ressortir dans le cours de ce mémoire; il contribuera, je l'espère, à dissiper les doutes , que la nature habituelle de mes études pourrait faire naître sur les résultats que je vais exposer.

Je commence par formuler la conclusion générale , à laquelle mes recherches m'ont conduit ; elle fera comprendre de suite l'esprit de ce mémoire, comme elle est le centre autour duquel viennent se grouper les faits qu'il contient.

Tous les produits de sécrétion morbides qui ne s'organisent point, sont formés uniquement des principes immédiats qui existent dans le sang ; ils ne diffèrent entre eux que par le nombre, la nature et la proportion de ceux d'entre ces principes qui les composent.

Je dois avertir que je fais exception des produits morbides qui peuvent être sécrétés par le foie et les reins ; ces glandes peuvent sans doute dans l'état de maladie, comme dans l'état de santé, retirer du sang des principes qui n'y existent point tout formés ; mais cette exception qui ne s'applique, comme on le voit, qu'aux organes sécréteurs d'une structure compliquée, est la seule que j'admette.

La méthode d'analyse que j'ai suivie ayant été longuement développée dans un mémoire spécial que j'ai publié sur le pus (I) ; je me contenterai de renvoyer aux détails que contient ce mémoire ceux qui voudraient vérifier les faits que j'avance. J'ai démontré, du reste, la plupart de ces faits à MM. Magendie et Dumas, dans des expériences que j'ai répétées au collége de France, à Paris, dans le mois de décembre dernier.

Si quelques-uns des résultats que j'ai obtenus n'ont point encore été aperçus, je l'attribue surtout à ce que j'ai analysé des produits qui ne l'avaient pas été, que j'ai tenu compte de l'extrait aqueux toujours négligé dans l'analyse des produits morbides et que j'ai rapproché des matières grasses du sang, celles que l'on trouve dans le pus et dans les athéromes.

Je me contente d'exposer d'une manière générale, les

(I) Gazette médicale, septembre 1837.

résultats principaux que j'ai obtenus, sans entrer dans le détail des observations particulières. Je passe des produits les plus simples aux plus composés.

De tous ces produits, ceux qui par leur viscosité, leur semi-transparence, ressemblent à une solution un peu concentrée de gélatine et que l'on trouve surtout dans les kystes du poignet, désignés sous le nom de ganglions, et dans les kystes des ovaires, m'ont paru avoir la composition la plus simple.

Ils se dissolvent entièrement dans l'eau, preuve qu'ils ne contiennent pas de la fibrine. Ils troublent à peine par l'ébullition, ce qui y démontre seulement des traces d'albumine ; par la dessication, ils donnent un très-faible extrait, composé d'un peu de chlorure sodique, d'extrait alcoolique de viande et d'extrait aqueux. Cet extrait y est un peu plus abondant que l'autre, et me paraît en former la partie fondamentale. Leur composition, comme on le voit, est celle de la sérosité du sang, moins l'albumine ; elle est la même que celle que Berzelius indique pour l'humeur aqueuse de l'œil.

Les matières que l'on a comparées à du miel, et désignées sous le nom de mélicéris, se trouvent ordinairement dans des kystes, particulièrement dans ceux de la glande thyroïde ; ils ont la même composition que les matières gélatiniformes ; leur couleur jaunâtre disparaît entièrement par l'ébullition, ce qui me fait penser qu'elle est due à une modification de la matière colorante du sang, qui perd toujours de son intensité en se coagulant, et cesse de pouvoir être aperçue après cette coagulation, lorsqu'elle est en proportion très-faible. On sait aussi que la matière colorante du sang peut produire une teinte jaunâtre, comme on en a tous les jours la preuve dans la résorption des dépôts sanguins. La peau prend une teinte qui est jaunâtre, sur la limite des parties infiltrées par le sang, là où ce liquide résorbé n'est qu'en petite quantité.

Quant à la sérosité morbide, il est inutile de rapprocher sa composition de celle de la sérosité du sang; ses rapports ne sauraient être un sujet de doute, et ont été démontrés par les analyses de Berzelius et de Marcet. Mais s'il est aisé d'en faire rentrer la composition dans la loi que j'ai formulée, il semble qu'il n'en est pas de même du pus, que tant de médecins regardent encore comme une substance à part, sans analogie avec les produits normaux.

Dans un mémoire spécial récemment publié et où j'ai accumulé les preuves les plus nombreuses en faveur de cette opinion, j'ai prouvé que la composition du pus était celle du sang, moins la matière colorante; qu'il doit sa teinte laiteuse à la matière grasse émulsive du sang, et que la fibrine y est seulement dans des conditions qui l'empêchent de s'organiser, et que je spécifierai dans un instant. Je ne puis revenir ici sur la démonstration que j'ai donnée de cette vérité; il me suffit de la rappeler, pour montrer que la composition du pus, comme celle de tous les autres produits de sécrétion qui ne s'organisent point, rentre dans la loi générale qui domine toutes les particularités de ce mémoire.

Les matières que l'on trouve ordinairement dans les kystes du cuir chevelu et du dos, et que l'on désigne sous le nom d'athéromes, sont d'un blanc jaunâtre, et l'usage dans les livres de chirurgie est de les comparer à une bouillie épaisse. L'analyse de ces produits m'y a démontré les mêmes éléments que dans le pus, et par conséquent que dans le sang; mais la proportion de leurs principes immédiats est bien différente de celle du pus : l'ébullition y détermine à peine un léger coagulum, preuve de l'existence d'une très-petite quantité d'albumine dissoute; l'alcool en extrait au contraire une telle masse de matières grasses émulsives analogues à celles du sang, que celles-ci semblent former au moins un tiers de leurs parties solides ; enfin, tandis que les sels solubles , tels que l'hydro-chlorate de soude et d'ammoniaque sont très-faciles à reconnaître dans le pus, ils ne peuvent être que très-difficilement aperçus dans les athéromes.

Ainsi, les produits de sécrétion les plus disparates en apparence, ceux qui semblent les plus éloignés de la composition du sang, tels que le pus, les matières qui ressemblent à du miel, de la bouillie, pour nous servir des comparaisons encore usitées, ne contiennent que les principes immédiats qui existent dans le sang, et ne diffèrent entr'eux que par les associations diverses de ses principes immédiats.

La présence de la cholestérine et de l'acide urique dans quelques-uns de ces produits peut sembler une exception ; mais pour qu'il en fût ainsi, il faudrait prouver que ces substances n'existaient point dans le sang au moment où elles ont été sécrétées ; ce qu'on ne saurait faire, car on n'a tenté aucune recherche pour les y découvrir. Et ce n'est point une supposition arbitraire que de penser qu'elles s'y trouvaient, puisque la cholestérine peut exister dans le sang des individus les mieux portants, comme le prouvent les analyses de MM. Denis et Lecanu, et que l'acide urique peut bien y être transporté dans une résorption urinaire , tout aussi bien que les autres principes solubles de l'urine. Remarquez-le du reste, les principes, qui sont accidentels dans le sang, le sont aussi dans les produits de sécrétions morbides ; leur présence dans ces derniers est rare comme dans le premier, et telle par conséquent qu'elle doit l'être, si, comme je le prétends, ils doivent exister dans le sang avant de pouvoir être sécrétés par du tissu cellulaire ou des parois de kystes.

En même temps que l'analyse des produits morbides qui

ne s'organisent point, nous fait sortir de la confusion où nous
a jetés l'étude de ces produits faits uniquement par leurs caractères extérieurs, les résultats de l'observation clinique
sur les phénomènes qu'ils produisent, se lient, s'harmonisent
entr'eux, et reflètent sur la connaissance de leurs principes
immédiats une partie de la lumière qu'ils en ont reçue. Je
vais montrer cet accord par quelques considérations sur
l'origine, l'absence d'organisation et la rentrée dans le sang
des produits anormalement sécrétés.

Tant que l'on considère le pus, les athéromes, les mélicéris, les matières gélatiniformes des kystes, comme des
substances particulières, sans analogue dans l'économie ani-
male, on ne peut comprendre comment tout tissu, tout organe est apte à les produire, et peut le faire sous l'influence
de l'irritation la plus légère ; mais du moment où leurs rapports avec le sang sont démontrés par l'analyse, cette facilité de production ne semble plus étrange. On voit que les
tissus qui les séparent du sang n'ont point à faire subir à ce
liquide des modifications profondes. Il suffit qu'ils en séparent des principes immédiats qui s'y trouvent naturellement,
et dont quelques-uns, ceux qui forment la sérosité, par
exemple, peuvent être isolés artificiellement du sang par le
repos ou par la décantation.

La physiologie nous apprend que tous les liquides dans
lesquels se trouvent des principes immédiats étrangers, comme l'urée, la résine biliaire, à la composition normale du sang,
ne peuvent être sécrétés que par des organes complexes, tels
que les reins et le foie, tandis que les liquides formés uniquement des principes immédiats du sang peuvent en être
séparés par les tissus les plus simples. Au point de vue où je
me suis placé, les sécrétions morbides offrent un phénomène
analogue ; les mêmes lois se retrouvent dans l'état de santé

et dans l'état de maladie , et les phénomènes, s'ils ne sont pas expliqués , sont au moins connus dans leurs rapports.

Lorsque les produits morbides, objets de ce mémoire , ont été sécrétés, ils ne s'organisent point : quelle en est la cause? Leur propriété inorganisatrice est-elle contradictoire avec la composition que je leur assigne , ou bien est-elle la conséquence de cette composition ? C'est ce que je vais examiner.

La fibrine est le seul principe immédiat qui puisse s'organiser ; dissoute dans le sang , elle se coagule aussitôt qu'elle est en repos , et passe ainsi à un état demi-solide, dans lequel elle contracte des adhérences intimes avec les tissus environnants , et s'établit plus tard avec eux en communication vasculaire. Si elle n'existe pas dans un produit de sécrétion , évidemment ce produit ne peut s'organiser. Tels sont la sérosité , les matières gélatiniformes et les mélicéris. Si elle est en très-faible proportion et mélangée avec une grande quantité de principes non organisables , la matière qui en contient sera dans un état voisin de celles qui n'en contiennent pas , et dès-lors ne pourra non plus s'organiser ; c'est ce qui explique indépendamment d'autres causes , le défaut d'organisation de la matière des athéromes.

Mais ces raisons ne s'appliquent point au pus , surtout au pus crémeux , où l'on trouve tous les éléments du sang , moins la matière colorante , et où la proportion de la fibrine paraît aussi considérable que dans ce dernier liquide ; mais, qu'on le remarque bien , pour qu'un produit de sécrétion s'organise , il ne suffit pas qu'il ait une composition déterminée , il faut qu'il soit placé dans des conditions physiques favorables à son organisation. Que l'on prenne une matière organisable par excellence, les fausses membranes des séreuses , qu'on les sépare du tissu vivant avec lequel elles sont en contact, elles ne pourront s'établir avec lui en communication vasculaire, elles ne s'organiseront pas ; que non content de les séparer des tissus vivants on les broie, de manière à les réduire en fragments isolés les uns des autres, sûrement alors l'organisation sera impossible. Or, le pus accumulé dans les abcès présente naturellement les conditions que je suppose produites à dessein dans les fausses membranes ; il est en masse, plusieurs de ses parties ne touchent donc pas les tissus vivants qui l'ont produit : il est liquide ; ses molécules peuvent se mouvoir les unes sur les autres : elles n'ont donc point l'adhérence, les rapports fixes que l'organisation nécessite.

Ainsi s'explique, par des conditions toutes physiques, la propriété inorganisatrice du pus crémeux ; et cela est si vrai que dans une solution de continuité, sans rien changer à la composition du produit qu'elle sécrète, on peut faire à volonté que ce produit soit du pus ou de la matière organisable.

Voyez, par exemple, une large plaie chez un homme bien portant, pansez le matin et le soir, essuyez-en la surface à chaque pansement sous prétexte d'y maintenir une propreté plus grande, son produit de sécrétion s'entretiendra long-temps à l'état purulent, parce que ces frottements, ces pansements répétés, isoleront la fibrine des parties vivantes et en isoleront ses diverses parties les unes des autres. Enveloppez au contraire cette plaie dans un appareil que vous ne changerez que tous les quatre à cinq jours, dans des bandelettes de diachylum, par exemple, la fibrine sécrétée par la plaie restera en contact avec les tissus vivants, ses diverses parties ne seront point déchirées, et alors elle s'organisera, recevra des vaisseaux et plus tard deviendra fibreuse, de sorte que sans changer la composition du produit sécrété par la plaie, vous aurez du pus ou une matière organisable, uniquement parce que dans un cas vous altériez la structure de la fibrine, véritable tissu embryonnaire, et que dans l'autre vous la placiez dans des conditions physiques favorables à l'organisation.

Ainsi, le défaut d'organisation dans les produits morbides que j'examine dans ce mémoire, loin d'être en opposition avec la composition que l'analyse chimique m'y a démontrée, est la conséquence de cette composition lorsqu'ils ne contiennent point de fibrine, et s'explique par les conditions physiques où il sont placés, lorsque la fibrine y est en proportion suffisante.

La facilité ou la difficulté plus ou moins grande de l'absorption des produits morbides qui ne s'organisent point, ne concorde pas moins que leur défaut d'organisation, avec les propriétés des principes immédiats qui les composent.

L'on sait, depuis les travaux de M. Magendie, que l'absorption suppose l'imbibition, et que tout ce qui met obstacle à l'imbibition en met aussi à l'absorption; d'où il suit 1° que toutes choses égales d'ailleurs de la part des tissus qui entourent les produits morbides, ceux d'entre ces produits qui sont composés de parties complètement solubles comme la sérosité, les matières gélatiniformes, les melicéris, doivent se résorber plus facilement, et c'est précisément ce qui a lieu; 2° que ceux qui sont composés de parties solubles et de parties insolubles comme le pus, les athéromes, doivent se résorber plus difficilement : l'expérience le démontre également, et j'en citerais les preuves cliniques, si ces preuves n'étaient généralement connues.

Mais si la facilité plus ou moins grande de l'absorption des produits morbides, est en rapport avec la nature des éléments que l'analyse m'y a démontrés, les dangers qui suivent leur

absorption, et particulièrcment celle du pus, semblent détruire entièrement le résultat de mes recherches ; car si le pus,
sous le rapport de sa composition, n'est que du sang,
moins la matière colorante, sa rentrée dans la circulation ne
doit produire aucun accident grave, et ces accidents sont
cependant mortels dans un certain nombre de cas; mais ici,
il importe de faire une distinction.

Oui, les produits de sécrétion qui ne s'organisent pas, ne
contiennent que les principes immédiats qui existent dans le
sang; mais ils n'en est plus de même, s'ils se décomposent,
s'ils se putréfient; ils sont formés alors des produits de leur
décomposition, et ce sont ces produits dont la résorption
exerce sur l'économie une si fâcheuse influence.

Ainsi, j'ai prouvé dans un autre mémoire, que le pus qui
séjourne dans des abcès ouverts et qui se putréfie, contient
de l'hydro-sulfate d'ammoniaque, avec excès d'ammoniaque,
que ce poison septique peut y être aisément reconnu en ex-
posant à sa vapeur, quelquefois même sans le chauffer,
des papiers trempés dans divers réactifs ; les solutions de
plomb et de mercure deviennent noires, celles d'oxide blanc
d'arsenic jaunes, d'antimoine rougeâtres ; elles prennent en un
mot toutes les teintes que leur communique l'hydrogène sul-
furé. L'ammoniaque y est facile à reconnaître par la réaction
alcaline qu'exerce la vapeur, et par les autres caractères qui
sont propres à cet alcali. J'ai prouvé également, par l'étude
de la vapeur du sang, la présence de l'hydro-sulfate d'ammoniaque, avec excès d'ammoniaque, dans celui d'un malade soumis à une résorption du pus fétide ; de sorte que j'ai
acquis la démonstration de cette vérité, que les dangers qui
suivent la résorption du pus, ne viennent pas de ce que ce
produit morbide est reporté dans la circulation, tel qu'il a
été sécrété, mais de ce qu'il y rentre altéré par sa décom-

position putride, et chargé d'hydro-sulfate d'ammoniaque. Ce résultat détruit toutes les objections un peu embarrassantes que les phénomènes de la résorption purulente pouvaient conduire à élever contre la loi que je formule sur la composition des produits qui ne s'organisent point (I).

Ainsi les résultats fournis par l'observation clinique sur ces produits anormaux, concordent parfaitement avec ceux que donnent les analyses chimiques. Les faits observés par l'une de ces méthodes, servent de contrôle à ceux qui sont observés par l'autre; et leur vérité devient plus évidente par l'accord qui existe entre eux.

Je dois faire remarquer en terminant, que puisque les produits morbides qui ne s'organisent pas ont un caractère commun, l'existence dans le sang, de leurs principes immédiats, une limite dans leurs variétés, celle de ces principes immédiats, on comprend sans peine qu'ils se reproduisent

(1) Lorsque j'établis que l'absorption du pus ne peut être nuisible que par les principes que la putréfaction a pu y développer, je ne prétends nullement que son transport dans le sang, même lorsqu'il n'est point altéré, ne puisse déterminer des accidents plus ou moins graves; mais, qu'on le remarque bien, ce transport qui est produit artificiellement par une injection de pus dans le sang, et qui se fait naturellement lorsque le pus sécrété par une veine enflammée passe dans le torrent circulatoire, ce transport, dis-je, est bien distinct de l'absorption. Quand celle-ci s'opère, il y a filtration à travers des tissus à mailles serrées, et par suite passage seulement de parties solubles et non visqueuses; tandis que lorsque le pus est injecté ou transporté en nature dans le sang, il y passe avec toutes ses qualités physiques, avec sa viscosité et ses parties insolubles, c'est-à-dire avec toutes les conditions qui lui permettent d'obstruer les systèmes capillaires, vers lesquels il est porté, et particulièrement le système capillaire des poumons. Il agit alors par sa viscosité, et comme l'a pensé M. Cruveilhier, de la même manière que ces globules de mercure qui ne traversent qu'incomplétement le système capillaire et y produisent des obstructions autour desquelles se

toujours les mêmes, et que ceux que nous observons aujourd'hui, soient ceux que l'on a décrits à toutes les époques de la science. Ainsi peut s'expliquer , dans l'espèce du moins , et le mémoire suivant en fournira de nouvelles applications , cette vérité, que si les maux de l'homme sont nombreux , ils ne sont pas infinis , qu'ils ont certaines limites dont ils ne sortent pas, dont ils ne peuvent pas sortir.

forment autant de petits abcès. Il peut donc être nuisible dans ce cas par ses qualités physiques, tandis que dans celui dont je parle, c'est-à-dire dans l'absorption , il est nuisible seulement par ses qualités chimiques.

Pour confirmer ces inductions, il faudrait, par des expériences sur les animaux vivants, reproduire artificiellement et des abcès métastatiques, semblables à ceux qui suivent les phlébites, et des phénomènes putrides, comme ceux qu'on observe lorsque du pus contenant de l'hydro-sulfate d'ammoniaque est en rapport avec une surface absorbante. Ce sont là des questions que j'ai cherché à résoudre dernièrement sous la direction de M. Magendie ; mais bien que nous ayons observé des phénomènes très-curieux, et entre autres l'exhalation rapide par la transpiration pulmonaire de l'hydro-sulfate d'ammoniaque injecté dans les veines ou le tissu cellulaire, ce qui se reconnaît facilement par la teinte noire que prennent les sels de plomb exposés à la vapeur qui se dégorge de la bouche de l'animal soumis à l'expérience. La question n'est point résolue et demande encore des travaux qui sûrement ne se feront point attendre, au milieu de la tendance des esprits vers les recherches expérimentales.

CHAPITRE II.

DES PRODUITS DE SÉCRÉTION MORBIDES QUI S'ORGANISENT.

Les anatomo-pathologistes ont établi depuis Albernéthy , que tous les tissus accidentels , tels que les cicatrices, les tumeurs charnues, les polypes, les loupes, les encéphaloïdes et les squirrhes , commencent par des produits de sécrétion qui s'organisent, et ils présument que ces produits doivent leur propriété organisatrice à la fibrine qui entre dans leur composition.

Mes recherches m'ayant démontré toute la justesse de cette conception, je l'adopte entièrement, et je cherche seulement à aller au-delà du point où elle nous laisse. Dire que toutes les parties organisées des tumeurs, commencent par la sécrétion de la fibrine, c'est exprimer ce qu'elles ont de commun, ce n'est pas exprimer ce qu'elles ont de différentiel. C'est ce caractère différentiel sur lequel je me propose d'insister ; je le trouve tout entier dans la période à laquelle la fibrine est arrivée dans son organisation, et j'exprime ma pensée par la formule suivante, qui résume tout ce mémoire.

Toutes les parties organisées des tumeurs commencent par la sécrétion de la fibrine, et ne diffèrent entre elles que par la période à laquelle celle-ci est arrivée dans son organisation.

Je démontre par les raisons suivantes que le point de départ commun à ces parties organisées, est la sécrétion de la fibrine.

Les productions accidentelles de tissu solide, dont on peut suivre les diverses phases de développement, telles que le tissu fibreux des cicatrices ou celui qui se forme dans les séreuses enflammées, commencent toutes par la sécrétion de la fibrine, seul élément organisateur des fausses membranes, où elle se trouve mélangée avec la sérosité. Or si la sécrétion de la fibrine est la base des productions accidentelles que nous pouvons suivre dans tout leur développement, nous sommes conduits à présumer qu'il en est de même de celles où la succession des phénomènes, comme dans la production des tumeurs, est plus difficile à observer.

Cette conclusion déduite de l'analogie est fortifiée par cette observation que toutes les tumeurs contiennent une certaine quantité de fibrine ; et celle-ci en proportion d'autant plus grande que les tumeurs sont plus molles et par conséquent plus rapprochées de l'état où elles ont commencé. On peut voir les preuves de cette proposition dans l'analyse comparée des fausses membranes et des cicatrices, et dans celles que je citerai plus loin sur les encéphaloïdes et les squirrhes.

Qu'on le remarque du reste : les tissus solides qui forment une tumeur n'existent pas naturellement dans la partie où celle-ci se développe, ils y ont donc été apportés et ils n'ont pu l'être qu'avec le sang : or quel est l'élément organisateur du sang ? la fibrine, puisque d'après les expériences de M. Magendie, lorsqu'elle a été enlevée, il n'y a plus de cicatrisation, et que de tous les principes immédiats du sang, elle seule se coagule spontanément, et peut passer ainsi à cet état demi-solide, où les molécules ayant entre-elles un rapport fixe, peuvent s'organiser.

De sorte qu'en étudiant la formation des tumeurs au point de vue de l'analogie , de l'observation directe par l'analyse chimique, au point de vue de la nécessité de l'apport des matériaux qui les composent, on est conduit à dire que toutes les parties organisées des tissus accidentels , commencent par la sécrétion de la fibrine.

Ce premier point établi, autant du moins que je puis le faire dans l'espace où je veux me renfermer , j'arrive à la démonstration de la loi que j'ai formulée ainsi : *Les parties organisées ne diffèrent entr' elles que par la période d'organisation à laquelle est arrivée la fibrine, qui est leur point de départ commun.* On peut établir quatre périodes dans cette organisation dont je prends le type dans les fausses membranes sécrétées à la surface interne de la plèvre. Dans la première, la fibrine est encore blanche , molle et sans vaisseaux; dans la seconde, elle est rouge, pénétrée de vaisseaux capillaires ; dans la troisième , elle est devenue celluleuse, fibreuse ou cartilagineuse , conditions dans lesquelles sa forme est différente , mais sa composition identique , puisqu'alors quelle que soit sa forme, elle est convertie en colle par sa décoction dans l'eau. Dans la quatrième après avoir subi les transformations que je viens d'énumérer , elle acquiert une dureté de plus en plus grande, et devient osseuse.

Les trois premiers degrés de cette organisation peuvent être également suivis et avec plus d'évidence peut-être dans la production des cicatrices où l'on voit d'abord une matière molle, blanche et sans vaisseaux, puis cette même matière vasculaire , ce qui constitue les bourgeons charnus des plaies, et enfin en dernier lieu, le tissu des cicatrices qui n'est autre chose que du tissu fibreux.

Or chacune de ces périodes d'organisation, dans lesquelles

la fibrine change de caractères physiques, correspond à certaines conditions chimiques. Ainsi dans la première période, celle où elle est blanche, molle et sans vaisseaux, elle a les mêmes caractères chimiques que celle du sang, et la sérosité qui est infiltrée dans ses mailles lui donne une réaction alcaline.

Dans la seconde, celle où elle est déjà pénétrée de vaisseaux capillaires comme dans les bourgeons charnus des plaies, elle se trouve mélangée à un peu de matière colorante du sang, et comme je l'ai observé dans les cancers, sa solution aqueuse est acide.

Dans la troisième période, celle où elle est devenue cellulaire ou fibreuse, ce n'est plus de la fibrine, c'est un tissu qui par sa décoction dans l'eau fournit de la gélatine.

Dans la quatrième enfin, ce tissu se pénètre de phosphate de chaux, et passe à l'état osseux.

Ces transformations qu'éprouve sous le rapport de ses caractères physiques, comme sous le rapport de sa composition, la fibrine qui s'organise, peuvent sembler étranges : ils ne forment cependant dans le règne animal que des changements analogues à des phénomènes bien connus dans le règne végétal. Chacun sait que dans la germination d'une graine, celle d'un haricot par exemple, une partie de l'amidon se convertit en sucre, et les expériences de M. Becquerel ont également démontré la production de l'acide acétique dans la germination.

Il viendra peut-être un jour où, par une étude profonde et comparative des changements qu'éprouve la matière organisable déposée dans le sein des organes et celui d'une plante qui germe, on trouvera que dans les évolutions qu'elles subissent en s'organisant, non seulement ces substances se modifient tout à la fois dans leur composition et dans les caractères physiques ; mais que les modifications qu'elles éprouvent, ont les plus grands rapports entre elles. On peut même assurer dès à présent que dans l'un et l'autre cas il y a progression vers un tissu solide , le ligneux pour les végétaux, le tissu fibreux ou osseux, pour les matières animales, et ce qui est plus remarquable , mais demande encore de nouvelles recherches , la formation d'un acide, dès les premières phases de l'organisation.

Je n'ai traité jusqu'ici que des cas dans lesquels la fibrine s'organise régulièrement et arrive, sans être arrêtée dans ses évolutions, à la troisième ou la quatrième période de son organisation, c'est-à-dire, à l'état fibreux ou osseux. Je passe au cas où une causequelconque l'arrête dans les phases de son organisation, et la fixe par exemple à sa seconde période, à l'état où elle est encore molle et pénétrée de vaisseaux capillaires. Les tumeurs que je considère comme ainsi formées par la matière organisable arrêtée à la seconde période, sont celles que l'on désigne sous le nom de tumeurs charnues, masses fongueuses et rougeâtres que l'on trouve autour des os nécrosés et autour des poix des cautères. L'analyse anatomique démontre qu'indépendamment d'un peu de tissu fibreux et de sérosité, ces tumeurs sont formées par une matière molle, élastique, ayant les caractères extérieurs et les réactions chimiques de la fibrine, et au milieu de laquelle se trouve un grand nombre de petits vaisseaux capillaires colorés par le sang.

Or ces fongosités doivent être transitoires et remplacées par la formation de tissu fibreux ; elles restent cependant permanentes et se prolongent tant que les os nécrosés ou les poix des cautères séjournent au milieu d'elles. Il y a alors un véritable arrêt de développement, semblable à celui qui frappe certains fœtus dans leur vie embryonnaire , les empêche de suivre les phases de leur organisation, et les fixe à l'un des états de la vie fœtale qui normalement devait être transitoire ; or cet arrêt de développement qui , suivant les belles conceptions de M. Geoffroy de St-Hilaire, produit le plus grand nombre des monstruosités, se retrouve comme on le voit dans certaines altérations de la vie extrafœtale ; et il est si vrai que les tumeurs dont je parle sont ainsi formées par une matière organisable arrivée à une période de son organisation qui devait être passagère, et arrêtée à cette période par la présence d'un corps étranger , qu'il suffit d'enlever ce corps, le pois du cautère par exemple, pour que ces fongosités s'affaissent et soient remplacées par le tissu fibreux de la cicatrice , en un mot, pour que la fibrine qui était arrêtée à la seconde période de son organisation, passe librement à la troisième, qui doit être permanente et ne trouble en rien la santé.

C'est ce tissu qui forme presque à lui seul les tumeurs fibreuses, qui par leur décoction dans l'eau se résolvent presque entièrement en gélatine , qui ne tendent point à s'enflammer, et ne sont nuisibles que par leur volume et la compression qu'elles exercent : leur défaut de réaction sur l'économie est important à noter , car il fera comprendre ce que je vais dire sur le but qu'on doit se proposer dans le traitement des cancers qui est de les convertir en tumeurs fibreuses.

Je définis les cancers des tumeurs dans lesquelles les parties organisées sont constituées par les trois premiers états de la fibrine organisée. Cette composition qui est commune à leurs deux types principaux, celui où elles sont dures et désignées sous le nom de squirrhes, et celui où elles sont molles et appelées encéphaloïdes, doit être prouvée avant tout.

Si l'on fait l'analyse de cette bouillie indéterminée qui compose les encéphaloïdes, on y trouve une matière molle blanche et sans vaisseaux, que l'analyse démontre formée surtout de fibrine, c'est le premier degré d'organisation de cette substance. Une matière également molle colorée de stries sanguines, pénétrée de vaisseaux capillaires, et composée également de fibrine, mais avec de la matière colorante du sang, et donnant une solution aqueuse, acide comme celle des muscles, c'est le second degré d'organisation. Enfin en exprimant toutes les parties molles, il reste un peu de tissu cellulaire entre les doigts, qui soumis à la décoction dans l'eau se convertit en gélatine, c'est le troisième degré d'organisation.

Comme dans cet encéphaloïde, les parties molles et sans vaisseaux, molles et avec des vaisseaux, prédominent sur les parties devenues celluleuses, on voit que si l'encéphaloïde contient de la fibrine à ces trois premiers degrés d'organisations, ce sont les deux premiers qui prédominent sur le troisième.

Indépendamment des parties organisées, on trouve dans les encéphaloïdes des parties non organisées qui sont la sérosité et des matières grasses analogues à celles du sang.

Une courte revue des analyses faites de ces matières, servira de démonstration à la conception que je viens d'exposer (I).

____

(1) Dufouard (Mémoires de l'académie de chirurgie, t. 1ᵉʳ, p. 271), en examinant une tumeur de la cuisse que je présume être un encéphaloïde,

La sérosité se compose d'une solution aqueuse, d'albumine, d'osmazome, d'hydrochlorate de soude. Eh bien, l'albumine est signalée dans les encéphaloïdes par tous

car elle était molle, peu élastique, d'un volume énorme, montre, par des recherches bien conduites pour le temps, qu'il y trouva un acide, de l'albumine et de la gélatine.

Suivant M. Lobstrin, le tissu encéphaloïde, dans son premier état, celui où il est encore blanc, contient de l'albumine, de la gélatine, un peu de phosphate de chaux et de la fibrine en grande proportion ; dans son deuxième état, celui où il est distinctement vasculaire, il contient les mêmes éléments, mais avec plus d'albumine et moins de gélatine. Je ne saurais admettre cette différence de proportion, et je dois faire remarquer que les résultats de l'analyse ne furent pas bien interprétés, puisqu'il est dit que l'eau froide enleva de la gélatine à la tumeur, ce qui est impossible (c'était de l'extrait aqueux), et que par l'alcool l'on obtint encore un peu de gélatine, ce qui ne peut être, car la gélatine n'est pas soluble dans l'alcool.

Une masse d'encéphaloïdes, extraite de la substance du foie, contenait, d'après Serres et Baudrimont, cités par Burdach (Physiologie, t. VIII, p. 379), 0,6300 d'eau, 0,3325 de fibrine, 0,0120 de graisse rouge et blanche, analogue à la graisse cérébrale, mais avec une trace seulement de phosphore, 0,0012 de gélatine, 0,0008 d'osmazome ; perte 0,0035.

Une autre masse de la même matière contenait, d'après Wiggers, les mêmes principes constituants à peu près que la substance musculaire, savoir de la fibrine faisant la base du tout, de l'albumine coagulée, de la graisse phosphorée, de la gélatine, de l'osmazome, du phosphate calcaire, du sulfate de soude, du chlorure de sodium et des traces de carbonate de chaux et de magnésie.

Après ces citations, Burdach rappelle les recherches de Chevalier, de Jouh, de Lassaigne et de Morin, sur ce qu'il appelle des pseudo-morphoses. Ces travaux me paraissent se rapporter à des encéphaloïdes ulcérés, des squirrhes, ou des tumeurs formées surtout par de la cholestérine infiltrée dans du tissu cellulaire ; je les passerai sous silence comme n'appartenant pas à mon sujet. Quant à mes propres analyses, elles sont si conformes à celles que je viens de citer, et leurs résultats généraux sont exposés si complètement dans le cours de ce mémoire, que je ne crois pas devoir les rapporter avec détail.

ceux qui les ont examinés, l'osmazome par MM. Serres et Baudrimont, et par Wigers, le chlorure de sodium est signalé par Wigers.

Quant aux matières grasses, elles ont été reconnues par Serres et Baudrimont qui les distinguent en rouge et blanche, et les considèrent comme analogues à la graisse cérébrale, avec une trace seulement de phosphore; par Wigers qui les désigne sous le nom de graisses phosphorée. Avant de connaître les travaux de ces auteurs, j'avais également reconnu cette matière grasse, et j'avais été frappé de ses rapports avec celles du sang et par suite avec celle du cerveau. La plus grande harmonie règne donc entre des travaux divers sur les parties non organisées qui sont infiltrées dans les encéphaloïdes.

Quant aux parties organisées, l'interprétation des analyses connues y montre également les trois degrés d'organisation que j'ai dit caractériser les tumeurs cancéreuses; la fibrine est signalée par tous les auteurs que j'ai cités et de plus par Hetch, dont l'analyse est relatée dans l'anatomie pathologique de Lobstein.

L'existence des vaisseaux capillaires dans quelques parties de la substance fibrineuse et que j'ai considérée comme le second degré de son organisation, est connue de tous les anatomistes; mais l'acidité qui me paraît appartenir à cette seconde période et qui est aussi évidente dans la solution aqueuse des encéphaloïdes que dans celle des muscles, n'est signalée par aucun auteur moderne; je ne l'ai trouvée indiquée que dans une tumeur du genre de celle que j'examine, faite dans le milieu du siècle dernier par un M. Dufouard et rapportée dans le premier volume des mémoires de l'académie de chirurgie.

Quant au tissu qui par sa décoction dans l'eau peut se convertir en gélatine, et qui est le troisième degré d'organisation de la fibrine qui a perdu alors il est vrai tous ses caractères, il est signalé par ce même Dufouard, par MM. Serres et Baudrimont, Wigers, mais toujours en faible proportion, comme je le montrerai en comparant les encéphaloïdes et les squirrhes.

D'où il suit que tous les faits bien observés sur les encéphaloïdes rentrent dans la conception que j'ai formulée. Je ne récuse aucun de ceux qui sont acquis à la science, après les avoir vérifiés, je cherche seulement à les coordonner et à saisir leurs rapports.

Des squirrhes.

Il est plus difficile de démontrer dans le squirrhe les trois premiers états de la fibrine organisée que dans l'encéphaloïde. L'analyse anatomique ne suffit pas pour les y faire nettement découvrir; elle y démontre bien du tissu fibreux, troisième état de la fibrine organisée, et qui est entre-croisé en divers sens, mais elle ne conduit point à déterminer quelle est la nature de la matière semi-transparente, placée entre les lames du tissu fibreux. L'analyse chimique lève ces doutes en montrant que cette matière est de la fibrine; dans les points où cette fibrine est sans vaisseau, on peut considérer qu'elle est dans l'état où elle vient d'être sécrétée, c'est-à-dire, à son premier degré; et dans celui où elle est pénétrée de vaisseaux capillaires et où sa solution fournit, comme je m'en suis assuré, une liqueur acide, elle est au second degré de son organisation. Toutefois comme la fibrine, proprement dite, est en faible proportion dans les squirrhes, que le tissu qui fournit de la gélatine, y est au contraire très-prédominant, on peut dire que si les trois pre-

miers états de la fibrine organisée constituent les encéphaloïdes et les squirrhes, les deux premiers, celui où la fibrine
est encore molle, prédominent dans l'encéphaloïde, et le
dernier, celui où elle est devenue fibreuse, prédomine dans
le squirrhe.

Une revue des analyses de squirrhes publiées par Collard
de Matigny, Flasshoff, Hetch, montre aisément que ces auteurs y ont reconnu les éléments de la sérosité (eau, albumine,
chlorure sodique, osmazome), des matières grasses qu'ils n'ont
pas déterminées, il est vrai, et qui m'ont paru analogues à
celles des encéphaloïdes et par suite à celles du sang ; tous
signalent la fibrine et le tissu qui par sa décoction se convertit en colle ; ils ont omis de signaler l'acidité qui, du reste,
y est moins marquée que dans les encéphaloïdes.

J'insisterai sur un seul point de ces analyses, par l'appui
qu'elles donnent à cette conclusion qui résume, suivant moi,
les différences des encéphaloïdes et des squirrhes ; savoir
que dans les encéphaloïdes, ce sont les deux premiers états
de la fibrine organisée qui prédominent, et le dernier, c'est-
à-dire l'état fibreux, qui prédomine dans le squirrhe.

Ainsi, on voit que tandis que la gélatine qui représente chi-
miquement le tissu cellulaire et fibreux, et par suite, ce
que j'ai appelé le troisième degré d'organisation, n'était dans
l'encéphaloïde analysé par Serres et Baudrimont, que de
0,0012, il était dans les squirrhes analysés par Collard et
Hetch, de 0,0108 dans un cas, de 0,2778 dans l'autre, et de
0,3144 dans un troisième : par opposition, la fibrine est dans
l'encéphaloïde, d'après Serres et Baudrimont, de 0,3325, et
dans le squirrhe, d'après Hetch, de 0,2778 dans un cas, et
de 0,1428 dans l'autre.

Puisque dans les cancers, on trouve la fibrine à des
états divers d'organisation, évidemment les parties qui sont

devenues fibreuses, ont été sécrétées avant celles qui sont encore molles et pénétrées de vaisseaux capillaires, et celles-ci avant les parties qui n'ont pas encore de vaisseaux apparents; d'où il il résulte qu'il s'y est fait des sécrétions successives.

Dans l'encéphaloïde, elles se suivent avec tant de rapidité que les sécrétions secondaires se font lorsque celles qui les ont précédées sont encore à l'état mou, au premier ou au second degré d'organisation; dans le squirrhe, les sécrétions secondaires se font assez attendre pour que les sécrétions primitives aient eu le temps de passer au troisième degré d'organisation, à l'état fibreux. D'où il suit à priori que les encéphaloïdes doivent se développer plus rapidement que les squirrhes.

Or, c'est là précisément ce que démontre l'observation clinique; et tandis que les encéphaloïdes sont le partage de l'enfance et de l'âge adulte, qu'ils se produisent ainsi à l'époque où les sécrétions sont actives, le squirrhe est propre surtout aux personnes qui ont dépassé l'âge de la virilité et dont les sécrétions dès-lors sont languissantes.

Certes une conception comme celle que je développe sur l'interprétation des tumeurs cancéreuses, par l'association des divers états de la fibrine organisée, mérite quelque confiance lorsqu'elle tient compte, comme je le fais, de tous les résultats de l'analyse anatomique et de l'analyse chimique appliquée à ces tumeurs, et qu'elle pourrait conduire à déterminer à priori des faits qui semblent ne pouvoir être révélés que par l'observation directe. Là ne se borne point cependant sa portée, elle va plus loin; elle indique le but qu'on doit se proposer dans le traitement de ces tumeurs cancéreuses : ce but, c'est la suspension de sécrétions nouvelles, et le passage à l'état fibreux de toutes celles qui sont encore au premier ou au second degré d'organisation.

Si ce but était atteint, il se passerait dans les tumeurs cancéreuses les mêmes changements que dans les tumeurs charnues que forme surtout la fibrine arrêtée à l'état mou et vasculaire par la présence de corps étrangers, et qui se guérissent en devenant fibreuses sitôt que ces corps ont été enlevés. Malheureusement nous ne connaissons et nous ne pouvons pas enlever la cause inhérente à l'organisme qui produit et qui entretient les cancers. Découvrir et neutraliser cette cause, ce serait atteindre le but que je ne fais que montrer ; on en a tous les jours la preuve dans les tumeurs de structure cancéreuse et de cause syphilitique que l'on parvient à guérir, parce que cette cause syphilitique est de l'ordre de celles que nous savons détruire.

C'est à l'action incessante de la diathèse cancéreuse inconnue et indestructible, qu'est due la tendance des sécrétions à se faire de proche en proche jusqu'à ce qu'elles aient atteint une surface extérieure, la peau ou une membrane muqueuse. Là le tissu qui résulte de l'organisation de ces produits sécrétés, s'enflamme et se gangrène nécessairement. Il s'enflamme, parce qu'il est en contact avec les irritants extérieurs ; il se gangrène, parce qu'il est dans de telles conditions anatomiques que sa phlogose doit entraîner sa mort. Ces indications anatomiques, favorables à la gangrène, sont pour les encéphaloïdes l'état mou, vasculaire, et l'organisation peu avancée des parties qui le composent ; pour le squirrhe, la grande proportion de tissu fibreux qui, enflammé au contact de l'air, se mortifie presque toujours, comme on le voit dans les tendons, les aponévroses et le tissu des cicatrices.

Rapport des idées que j'expose sur les cancers avec celles qui sont connues dans la science.

Les faits que j'ai rappelés, sur la composition, le mode de développement des cancers, sont tellement identiques à ceux qui sont déjà connus ; mes observations quoique peut-être plus complètes que celles qui ont été faites par chaque observateur en particulier, se retrouvent si bien au moins éparses dans leurs divers travaux, que je n'ai pas besoin d'insister beaucoup sur le rapport des faits qui servent de point d'appui à mes conceptions, avec ceux qui sont admis dans la science. Mais ces conceptions peuvent sembler si étranges, qu'il est bon de montrer leurs rapports avec celles qui ont été déjà formulées, et peut-être ne sera-t-il pas sans avantage de prouver que si tous les faits connus sur le cancer rentrent dans une loi d'une extrême simplicité, les théories diverses dont il a été l'objet expriment toutes quelque vérité dont cette loi tient compte. Si ces théories sont incomplètes, si elles présentent comme primitifs des phénomènes qui ne sont que secondaires, c'est que leurs auteurs n'ont employé que quelques-unes des méthodes d'observation, dont l'ensemble pouvait seul les conduire à la solution du problème proposé.

L'idée que se firent du cancer les auteurs qui ne l'étudiaient qu'au point de vue clinique, n'a été et ne pouvait être en effet que le résultat des accidents qu'il entraîne. Lorsqu'il est ulcéré, des matières noires s'en échappent, et c'est là sans doute ce qui a conduit Hippocrate à le regarder comme l'effet de l'atrabile, qui, dans le langage ancien, sert à désigner ces matières noires. L'odeur fétide de la sanie qui s'écoule des squirrhes et des encéphaloïdes qui se gangrènent, frappa Crawford qui les attribua à la putridité. La destruction qu'ils produisent fit supposer qu'ils étaient formés d'un animal rongeur qui se nourrissait aux dépens des organes.

Toutes ces idées, empruntées à l'étude des cancers arrivés à leur dernière période pendant laquelle les accidents qu'ils produisent sont les plus frappants et les plus graves, ne pouvaient appartenir qu'à une époque d'imperfection, à l'enfance de la science ; tout incomplètes et imparfaites qu'elles sont, elles n'en n'expriment pas moins des faits réels.

Avec l'anatomie pathologique , les idées sur les caractères fondamentaux des cancers durent changer , et ce fut dans l'étude de leur structure qu'on dut chercher la connaissance de leur nature. Quesnay les attribua à une lymphe altérée , ce qui se réduit à dire qu'il y trouva de l'albumine qu'il supposa altérée ; on peut voir dans son mémoire sur les altérations des humeurs , qu'il observa dans les squirrhes un liquide qui se coagulait par la chaleur , et contenait ainsi de l'albumine soluble qu'il appela de la lymphe. Ici je ne puis m'empêcher de faire remarquer avec quel esprit il faut lire les ouvrages anciens sur la chirurgie ou la médecine; parce que les expressions sont différentes , il ne faut pas croire que les idées le soient ; dans le siècle dernier , on appelait lymphe ce que nous appelons sérosité , et dèslors si un auteur indique de la lymphe là où nous trouvons de la sérosité , son observation est la même que la nôtre, et c'est précisément ce que nous trouvons dans le travail de Quesnay.

Je dois rappeler ici l'opinion émise par M. Andral , mais à laquelle sans doute il ne s'est point arrêté, savoir que le squirrhe n'est qu'une hypertrophie du tissu cellulaire. L'hypertrophie du tissu cellulaire, c'est la formation du tissu fibreux; or, comme les squirrhes contiennent une grande proportion de ce tissu, l'opinion de M. Andral, comme celle de Quesnay, est appuyée sur une observation vraiment incontestable; mais, comme elle, elle n'envisage qu'une des faces de la vérité et néglige les autres.

Quelle observation a pu conduire Adams à prétendre que les cancers étaient des hydatides? C'est ce qu'il serait difficile de dire, à moins que ce ne fût celle de ces kystes multiples et séreux que l'on trouve quelquefois, particulièrement aux testicules, au milieu de masses encéphaloïdes.

Il est difficile aussi de reconnaître l'origine de l'opinion de Bayle et de Carmichaël qui ont vu dans le cancer un être parasite, se développant aux dépens du corps comme le gui sur les arbres. On peut se rappeler toutefois que les fausses membranes inflammatoires présentent, dans les premiers temps de leur organisation, des vaisseaux qui sont indépendants de la circulation générale; que la matière qui est la base des cancers a la même composition que les fausses membranes, et dès-lors peut avoir pendant quelque temps des vaisseaux indépendants de ceux de la grande circulation; mais cette indépendance, si elle existe jamais, n'est que momentanée; et comme probablement Bayle et Carmichaël ne l'ont pas eue en vue, leur opinion, ainsi que celle d'Adams, sont celles dont il est le plus difficile de reconnaître l'origine dans un fond d'observations bien étudiées.

Si, après s'être fait une idée du cancer, comme Hippocrate et Crawford, d'après les phénomènes qu'il présente à ses périodes extrêmes d'ulcération et de gangrène, on a cru devoir la chercher dans l'examen de sa structure ou de sa composition avant même qu'il fût ulcéré, la science devait ne point s'arrêter là et puiser cette idée dans la connaissance de l'origine du mal; c'est à cette époque avancée qu'il faut rapporter les opinions de MM. Broussais, Albernethy, Bouchet de Lyon, Cruveilhier, Andral.

L'un des phénomènes fondamentaux de l'inflammation est la sécrétion anormale de quelques-uns des éléments du sang et particulièrement de la fibrine ; les tumeurs inflammatoires et cancéreuses commencent les unes et les autres par ces sécrétions. Je l'ai prouvé pour les cancers, je le prouverai pour les inflammations. Les rapports de ces deux ordres de lésions sont donc incontestables, et dès-lors l'opinion de M. Broussais est une idée juste qui, je l'avouerai, me paraît d'autant plus profonde que l'analyse chimique n'avait pas conduit l'auteur à sa véritable démonstration.

Quant à l'opinion de MM. Albernethy, Bouchet, Andral et Cruveilher, qui considèrent le cancer comme un produit de sécrétion qui s'organise, je n'ai pas besoin d'insister sur ce qu'elle a de vrai ; ce mémoire n'en est que le développement, et si quelque chose m'appartient après les travaux de ces auteurs, c'est peut-être d'avoir démontré avec rigueur ce qu'ils n'avaient fait qu'affirmer, d'avoir suivi leur idée fondamentale plus avant dans ses conséquences, en étudiant les diverses phases de l'organisation de la fibrine, et d'avoir montré comment on pourrait de la sorte arriver à une conception du cancer qui embrasse tous les faits connus, tient compte de toutes les théories, et peut expliquer (je le prouverai dans un moment) tout ce que l'expérience a appris de rationnel sur le traitement de cette maladie.

La part de vérité que je montre dans toutes les théories, si disparates en apparence qu'on a proposées sur le cancer, ne doit point étonner. Plus l'on avance dans la connaissance des phénomènes morbides, plus l'on voit tomber devant soi ces discussions irritantes, où les deux partis opposés s'envoient des dénégations absolues ; on apprend à respecter les opinions des maîtres , quel que soit le langage dont ils les aient revêtues , et on arrive à tenir compte de tous les travaux consciencieux , à n'en rejeter aucun , à les mettre tous à profit. C'est une singulière erreur que celle d'un homme qui se croit le privilége d'être illuminé tout-à-coup par une vérité complexe qui aurait échappé entièrement à ses prédécesseurs ; profitant de leurs travaux, il peut envisager le problème sur des faces plus multipliées qu'ils ne l'avaient fait eux-mêmes ; mais ce serait présomption de sa part que de croire qu'aucune de ces faces n'a été aperçue par eux , surtout s'ils ont cherché à les découvrir. La chaîne des temps n'est jamais interrompue dans la science; un âge est toujours l'héritier de l'âge qui l'a précédé.

DE L'INFLUENCE QUE LES LÉSIONS LOCALES EXERCENT SUR LE RESTE DE L'ORGANISME.

Les lésions locales ne constituant qu'une part des maladies, il faut tenir compte et des réactions qu'elles exercent sur le reste de l'organisme, et des maladies générales, des diathèses en un mot qui peuvent en être la cause.

Ce serait une solution de la plus haute importance que celle des caractères de ces états généraux, tels que les scrofules, la diathèse cancéreuse dont tant de lésions locales ne sont que des effets : mais autant le problème est important, autant il est difficile à résoudre ; et malgré des recherches assez nombreuses, par les diverses méthodes exposées dans ce discours, je n'ai rien découvert qui puisse éclairer ces questions. Je crois avoir été plus heureux sur l'influence que les lésions locales exercent sur le reste de l'organisme, et je cite d'autant plus volontiers une partie de ce travail, qu'elle servira de développement à ce que j'ai dit de l'analyse des fonctions dans les tissus malades.

Je résume toutes les observations que je connais sur cette influence, par la formule suivante.

Les modifications qu'éprouvent les organes influencés par des lésions locales, sont la répétition quoiqu'à un

moindre degré, des modifications qu'ont subies les or-
ganes primitivement affectés.

Je démontrerai cette loi, seulement par son application aux réactions produites par des inflammations aiguës.

Des réactions produites par les inflammations aiguës.

Pour déterminer jusqu'à quel point les phénomènes produits dans les organes influencés par une inflammation aiguë sont la répétition de ceux que présentent les organes affectés de cette inflammation, il ne faut évidemment comparer entre eux que les changements éprouvés par les fonctions qui sont communes aux uns et aux autres. Quelles sont ces fonctions communes, telle est la première question à résoudre ; quels sont les changements qu'elles présentent dans l'organe primitivement malade et dans les organes influencés par lui, telle est la seconde.

Les fonctions communes sont la circulation, l'innervation, les sécrétions et l'absorption. Si le produit sécrété s'organise, il y a nutrition.

Dans une partie qui est le siége d'une inflammation aiguë, quel est le changement qu'éprouve chacune de ces fonctions élémentaires, le voici.

1° La circulation est activée au début, plus tard suspendue par la coagulation du sang dans le système capillaire. (Voyez les observations microscopiques consignées dans l'Anatomie pathologique de Lobstein, d'Andral.)

2° L'innervation d'où résulte la faculté de sentir, se modifie de telle sorte que la sensibilité qui fait reconnaître les qualités spéciales des corps telles que leur forme, leur couleur, leur goût, est affaiblie d'abord et abolie ensuite, tandis

que la sensibilité qui en fait reconnaître la présence, est
exaltée. Le doigt enflammé ne reconnaît plus les formes,
mais il ressent avec douleur le plus léger contact ; l'œil dans
la même condition, incapable de percevoir les nuances de
couleur, souffre à l'approche de la lumière; l'oreille est fati-
guée par les sons, mais ne sait plus les différencier : en un
mot, la sensibilité spéciale est affaiblie ou détruite, et la sensibilité au contact singulièrement exaltée.

3° Les sécrétions normales sont ralenties ou suspendues
au début. Ainsi quand il est enflammé, le foie cesse de sécréter la bile ; le rein, l'urine ; l'estomac, le suc gastrique
acide, etc., etc. Les muscles, les nerfs enflammés, perdent l'aspect qui leur est natutrel, c'est-à-dire, cessent de
sécréter les mêmes éléments nutritifs que dans l'état de
santé. J'ai dit que les sécrétions normales suspendues sont
remplacées par des sécrétions anormales dont les éléments
se trouvent dans le sang : au plus faible degré de l'inflammation, c'est la sérosité seule qui est sécrétée. A un degré plus
élevé, la sérosité et la fibrine qui, placés dans des conditions
favorables que j'ai fait connaître précédemment, forment la
matière organisable. A un degré plus élevé encore, il y a sécrétion des mêmes éléments du sang avec une proportion plus
grande d'eau et de matière grasse, et des conditions physiques qui ne permettent pas l'organisation, c'est le pus.

4° Sous le rapport de l'absorption dans les parties enflammées, on remarque au début celle de la graisse; à un
degré plus avancé, celle du tissu normal : celui-ci tend à
disparaître comme on le voit dans les os qui perdent leur
phosphate de chaux, et dans les muscles, le foie dont les
caractères physiques s'effacent au point de les rendre mé-
connaissables.

Ces faits une fois posés, (et les observations sur lesquelles ils s'appuient se trouvent en partie dans les ouvrages récents sur les inflammations,) on voit que dans une partie LÉGÈREMENT enflammée ou qui commence à l'être, la circulation est activée; la sensibilité qui fait percevoir les propriétés spéciales des corps, affaiblie; et celle qui fait reconnaître leur présence, augmentée; que les sécrétions normales sont suspendues et remplacées par celles de la sérosité, et que la graisse qui peut y être infiltrée s'absorbe.

Or, si la loi que j'ai posée est vraie, dans les organes influencés par une inflammation, la circulation doit être plus active, l'innervation tellement modifiée que la sensibilité spéciale y soit affaiblie, et la sensibilité qui fait reconnaître la présence des corps exaltée ; les sécrétions normales doivent être ralenties ou suspendues et remplacées par celle de la sérosité; enfin la graisse, s'il en existe, doit être absorbée.

Or qu'on étudie à présent la fièvre inflammatoire par réaction, et qu'on se demande si les phénomènes qu'elle présente ne sont pas exactement ceux que l'on eût pu déterminer à priori d'après la loi que j'ai posée. Iº La circulation générale, subordonnée à l'action du cœur, est partout activée; 2º le malade ne peut plus percevoir les qualités spéciales des corps, mais les froissements, les bruits les plus légers, la lumière la plus faible, le fatiguent et l'irritent ; 3º la graisse est résorbée; 4º les secrétions normales sont ralenties ou suspendues au début de la fièvre, comme on le voit dans le foie, dans les intestins dont la sécrétion est moins active, ce que démontre la constipation; dans les reins qui ne produisent que des urines peu abondantes; dans la bouche qui est sèche, etc. etc. Elles sont remplacées, je vais le prouver, surtout vers le déclin de la fièvre, par la sécrétion de la sérosité, ou tout au moins mélangées avec elle.

Ces rapports entre les phénomènes des parties affectées

d'inflammation aiguë et celles qui sont influencées par
cette inflammation, n'avaient été long-temps démontrés
pour moi que pour la circulation, l'innervation et l'absorption;
e reconnaissais bien aussi, vers les premières périodes il est
vrai, la suspension des sécrétions normales, mais l'idée que
ces sécrétions étaient remplacées par celle de la sérosité,
dans les organes secondairement malades, comme dans ceux
qui l'étaient primitivement, n'avait été pour moi qu'une conception à priori jusqu'au moment où je lus la Physiologie de
Burdach, publiée récemment. Ce fut avec une vraie satis-
faction que compulsant les analyses nombreuses qui sont
éparses dans cet ouvrage, je vis que celle de l'urine, de la
sueur, du suc gastrique dans la fièvre inflammatoire, ren-
traient parfaitement dans la loi que je formule. Les résultats
que donne Berzélius sur l'analyse de l'urine dans les fièvres,
y rentrent également (I).

(1) Je cite d'abord quelques observations propres à démontrer que dans
les inflammations locales les sécrétions normales sont suspendues.

Éberle (physiologie de Burdach, t. VII, p. 201), après avoir observé,
comme Tiedemann et Gmelin, que le suc gastrique acquiert une acidité très-
prononcée lorsqu'il est excité normalement par des substances digestibles
ou indigestes, a remarqué que lorsque le séjour des substances indigestes
se prolonge, c'est-à-dire lorsque l'irritation de l'estomac dépasse les limites
normales, le suc gastrique devient neutre, qu'il finit même par acquérir
de l'alcalescence, et que cette qualité alcaline se manifeste également lorsque l'animal a été livré aux tourments de la vivisection, qui amènent, s'ils
se prolongent, une fièvre inflammatoire.

Ces observations d'Éberle me portent à croire que dans la gastrite le suc
de l'estomac doit être neutre ou alcalin; mais je n'ai examiné le suc gastrique que dans des inflammations chroniques de l'estomac; il était alors, il
est vrai, neutre et albumineux.

Une autre observation d'Éberle prouve encore que les parties qui dans
l'état normal sécrètent des acides, cessant de le faire lorsqu'elles sont en-

Les faits que je viens d'exposer démontrent seulement les rapports qui existent entre les phénomènes que présentent les organes affectés d'inflammations aiguës et ceux qu'on observe dans les organes influencés par ces inflammations ; il me reste pour développer toutes les parties de la loi que je formule, à prouver que la même analogie se trouve encore, si l'on

flammées. Il a vu que la peau frottée ou irritée par un vésicatoire, rougit plus qu'en toute autre circonstance un papier de tournesol appliqué sur elle ; mais lorsque le vésicatoire commence à faire des ampoules, le papier bleu ne rougit plus, et le liquide contenu dans les phlegmasies se comporte à la manière des alcalis. (Si dans l'ouvrage il est dit à la manière des acides, c'est évidemment une erreur d'impression, le sens de la phrase montre qu'il doit y avoir à la manière des alcalis.)

Mais j'arrive au sujet spécial de cette note, c'est-à-dire aux observations qui prouvent que vers la fin des accès de fièvre inflammatoire les sécrétions deviennent albumineuses.

La sueur, lorsqu'elle est critique, dans les fièvres rhumatismales qui sont inflammatoires de cause spéciale, contient de l'albumine suivant Anselmino.

Gaertener a remarqué que la sueur critique des fièvres rhumatismales, comme aussi celles de la fièvre de lait et de la rougeole, ne réagissait point à la manière des acides, ce qui coincide avec l'observation d'Anselmino, sur la présence de l'albumine.

L'urine contenait de l'albumine dans une péritonite observée par Nysten (cette urine était acide, ce qui est singulier) ; Henry en a trouvé également ment dans celle d'un malade atteint d'un rhumatisme violent ; Berzelius montre également que vers la fin des accès de fièvre intermittente, et vers le déclin des fièvres inflammatoires continues, l'albumine se montre dans les urines après y avoir augmenté graduellement de quantité (Chimie, t. VII, art. urine).

Je ne possède aucune observation sur l'état de la bile du suc gastrique do la salive vers la fin des fièvres ; ils devraient perdre alors leurs qualités propres et contenir une plus grande proportion d'albumine, si ma proposition générale est vraie.

considère ces phénomènes, au point de vue de leur ordre d'apparition.

Dans les inflammations, l'irritation précède sans aucun doute, la congestion du sang qui n'en est qu'un effet ; et la congestion précède les sécrétions anormales : d'où il suit que dans la lésion locale, l'innervation a été primitivement affectée, la circulation ensuite, les sécrétions en dernier lieu.

Or, dans les fièvres inflammatoires par réaction n'en est-il pas de même pour les organes influencés? les frissons, phénomènes nerveux, ouvrent la scène; l'activité de la circulation vient ensuite, et des sécrétions abondantes terminent la série des phénomènes, offrant ces périodes de crudité, de coction et de crises, suivant le langage des anciens, dont les observations cliniques, comme les études anatomiques et chimiques des modernes, concourent à fournir les éléments de la loi des homologues.

Il me serait facile d'appliquer la même loi à la généralisation des phénomènes qui se produisent sous l'influence des inflammations chroniques et des gangrènes avec résorption de principes putrides; mais ces développements m'entraîneraient au-delà des limites que je me suis prescrites. Il me suffit de faire remarquer que l'analogie des modifications subies par les organes influencés avec celles qu'éprouvent les organes primitivement malades, est non-seulement un fait d'observation, mais un fait nécessaire, une conséquence de la dépendance où est la circulation de toutes les parties du corps, de l'état du cœur, l'innervation de celui du cerveau, et les sécrétions de la composition du sang. Évidemment, si les contractions du cœur sont modifiées d'une façon déterminée, la circulation de toutes les parties du corps le sera d'une manière analogue ; si le cerveau est actif ou languissant, toutes les sensations participeront de cette activité ou de cette langueur, et dès que le sang aura éprouvé un changement de composition déterminé, toutes les sécrétions éprouveront une modification analogue.

Si ces considérations paraissaient insuffisantes pour prouver l'homogénéité des modifications éprouvées par les organes affectés d'une lésion locale, et celles que subissent les organes influencés par cette lésion, il suffirait de rappeler combien est générale cette observation, que lorsqu'une lésion locale existe dans une des parties de l'organisme, des lésions analogues tendent toujours à se développer dans les autres.

Chacun connaît les phénomènes attribués aux résorptions purulentes, qui dégagés de toute interprétation sur leur cause, montrent avec quelle facilité une suppuration existant dans un point se reproduit quelquefois dans un grand nombre d'organes. Chacun sait que les malades affectés de gangrènes, dont les produits sont absorbés et réagissent sur l'organisme, sont disposés aux gangrènes dans toutes les parties du corps; que chez eux des escarrhes se forment aisément sur toutes les parties comprimées ou irritées, sur le sacrum, le grand trochanter, les vésicatoires et les plaies. Je puis rappeler aussi quelles précautions il faut prendre pour empêcher le développement des inflammations pulmonaires, cérébrales, etc., chez les malades affectés d'une inflammation qui réagit avec force sur l'organisme, d'un vaste phlegmon, par exemple. Que ces malades éprouvent un refroidissement, une émotion morale, des inflammations qui, dans l'état de santé, n'auraient jamais été l'effet de causes aussi légères, se développent chez eux et y prennent facilement un caractère grave.

Les caries, les tubercules, les cancers étant le plus

souvent l'effet d'une diathèse, et non la cause de cette diathèse, la facilité avec laquelle l'une de ces maladies développée dans une partie du corps, se reproduit dans les
autres, ne peut être citée à l'appui de ma proposition.
Toutefois, en se bornant aux cas où la lésion locale est
évidemment le point de départ des accidents généraux, on
voit qu'une maladie étant donnée dans une des parties du
corps, une maladie semblable tend à se développer dans les
autres : disposition qui n'existerait pas si ces dernières n'é-
prouvaient pas des modifications analogues à celles des parties primitivement affectées.

Je me borne à ces considérations sur la loi qui résume les
rapports des phénomènes morbides dans les parties influencées et dans les parties influençantes, et que je pourrais
désigner sous le nom de loi des homologues, à l'exemple
des anatomistes qui ont donné le même nom à la loi qui
formule en anatomie normale les rapports des divers organes, et particulièrement des os entre eux. On sait que depuis
les travaux de M. Duméril, ils ont établi que les os du tronc
n'étaient que la répétition du même os, de la vertèbre
diversement modifiée et empilée un certain nombre de fois
sur elle-même ; et que dans tous les vertébrés cet os fon-
damental formait par ses modifications ceux de la tête, de
la queue, de la poitrine, du bassin et peut-être des
membres. Ces considérations et d'autres semblables ayant
été résumées sous le nom de loi des homologues, celles que
j'ai présentées, dans l'état morbide, sur les phénomènes
de réaction considérés comme la répétition des phénomènes
que présentent les organes primitivement malades, peuvent
évidemment se groupper sous les même titre.

Je n'exposerai pas avec plus de détails mes travaux sur
les produits de sécrétions qui s'organisent, sur ceux qui ne

s'organisent pas , et sur les phénomènes de réaction déterminés par les lésions locales. Ce simple exposé suffit pour
donner une idée des résultats que peut produire l'application
des méthodes de recherches dont j'ai tâché de faire sentir et
l'importance et la portée : je ne veux point faire un traité de
physiologie pathologique, qui bien que manquant à la science, ne peut être tenté sans de nouveaux matériaux, et exige
des développements que comporte seul un ouvrage complet.

NOTES

AJOUTÉES A LA PARTIE PRATIQUE DE CE DISCOURS.

DE LA MÉTHODE A SUIVRE DANS LA RECHERCHE DES INDICATIONS.

En commençant la seconde partie de mon discours, je dis :
« Il n'est aucune des méthodes de connaître la vérité dans
« l'étude des maladies, qui ne puisse conduire à la décou-
« verte des indications ; celles-ci peuvent être déduites des
« connaissances fournies par l'observation clinique, l'ana-
« tomie pathologique, les expériences sur le cadavre et
« les animaux vivants, les études chimiques et microscopi-
« ques. Elles peuvent naître des vérités que l'on découvre
« par l'analyse des tissus, des fonctions et des divers états
« morbides : on peut y être conduit enfin par les rapproche-
« ments et les lois établies entre les faits observés et ana-
« lysés.

Chacune de ces propositions demande à être developpée.

1° L'utilité de *l'observation clinique* est tellement incontestable et tellement incontestée, qu'il s'agit moins de démontrer qu'elle peut conduire à des indications, que [de dire
comment elle peut conduire à ces indications. J'ai traité
cette question avec quelques détails dans mon discours.

I₀ Là, j'ai démontré par exemple, que les 'observations cliniques peuvent conduire à la découverte des indications en faisant connaître I₀ l'ordre de succession dans lequel les parties sont affectées, 2º les causes qui entretiennent les maladies, 3° la marche qu'elles peuvent suivre dans leur guérison (I). Il me serait facile d'insister davantage sur le rapport de ces observations et des indications thérapeutiques, surtout en développant cet axiome souvent cité *à juvantibus et lædentibus fit indicatio* : mais comme ces idées sur l'importance pratique de l'observation directe sont aussi connues que généralement admises, je puis sans laisser de lacune, passer à d'autres questions.

2° Il en est des rapports de *l'anatomie pathologique* et de la science des indications, comme de ceux qui existent entre ces indications et les observations cliniques : ces rapports ne sauraient être contestés. Il n'est personne qui ne sache combien le traitement de toutes les lésions physiques, telles que les luxations et des hernies a été perfectionné par les recherches d'anatomie pathologique ; on connaît toutes les lumières que ces recherches ont jetées sur le traitement des lésions, dont la cause n'est pas physique, mais qui nécessitent une opération, telles que les anévrismes par ulcération spontanée des artères, les tumeurs par production de tissus accidentels. L'idée si heureuse de lier les artères anévrismatiques au-dessus et à une certaine distance de la partie dilatée, a été le résultat de cette observation, que les états morbides qui produisent l'anévrisme s'étendent ordinairement quoiqu'à

_____

(1) Les recherches pratiques que j'ai rappelées en traitant de ces questions, sont exposées ; celles qui ont pour objet la surdité, dans le Bulletin de thérapeutique ; les ulcères, dans les Archives de médecine ; et les hernies, dans la Gazette médicale, année 1837.

un plus faible degré au-dessus du siége principal du mal, et l'extirpation des tumeurs profondément situées, comme celle de la prostate, n'a pu être considérée comme possible, et surtout n'a pu devenir praticable, que lorsque les dissections en ont eu fait connaître la forme, le volume et la situation. Cette utilité, cette nécessité même de l'anatomie pathologique, comme guide dans tous les traitements où il y a un acte manuel, est trop évidente et surtout trop connue pour que je m'applique à la démontrer par d'autres applications.

3º *Les expériences sur le cadavre*, en éclairant sur les caractères des lésions physiques, peuvent conduire à la découverte des indications à remplir dans le traitement de cet ordre de lésions : aux preuves de cette assertion qu'on peut trouver dans l'histoire de l'art, j'ajouterai celles que fournissent mes recherches sur les luxations produites sur le cadavre.

Au moment où elle se luxe, la tête articulaire de l'humérus ou du fémur se tourne toujours vers la partie de la capsule qu'elle doit déchirer, et lorsqu'elle l'a traversée, pour se mettre en rapport avec les surfaces nouvelles sur lesquelles elle appuie, elle éprouve un léger mouvement de rotation, en sens inverse de celui qui avait facilité son déplacement, mais qui tout en diminuant l'étendue de cette rotation, ne le fait pas cesser complètement.

Si bien, que dans toute luxation de l'humérus et du fémur, il y a un double mouvement de rotation : le premier, celui dans lequel se trouve la tête de ces os au moment où elle se déplace; et le second, celui que lui fait éprouver la forme des parties avec lesquelles elle se met en rapport.

La connaissance de ce double mouvement de rotation doit réagir puissamment sur les manœuvres qu'on exécute pour remettre les os en place; évidemment il est utile de leur communiquer des mouvements en sens inverse de ceux qu'ils ont subis en se luxant. D'abord, il faut augmenter le mouvement de rotation dans lequel ils sont placés, afin de dégager leur tête du rebord externe de la cavité cotyloïde et glénoïde, qui l'accrochant, s'oppose à l'effet des extensions ; procéder ensuite à celles-ci, et terminer par un mouvement de rotation en sens inverse du premier, de manière à replacer la tête articulaire dans la cavité qui doit la recevoir, ce qui se réduit à dire, faire exécuter aux os un double mouvement de rotation en sens inverse de celui qu'ils ont subi dans leur déplacement.

Je développe ma pensée par deux exemples tirés des luxations du fémur sur l'os des îles et de l'humérus au-dessous de l'apophyse coracoïde.

Pour produire aisément la première de ces luxations, il faut imprimer au fémur un mouvement de rotation par lequel le genou regarde en dedans, et la tête du fémur en dehors de la cavité cotyloïde. Mais sitôt que la luxation est opérée, soit effet de la traction exercée par la partie interne de la capsule qui est seule restée intacte, soit nécessité de se mettre en rapport avec le rebord postérieur de la cavité cotyloïde, la tête du fémur se retourne un peu en dedans, et le genou en dehors, c'est-à-dire éprouvent un mouvement de rotation inverse à celui qu'ils ont éprouvé au moment de la luxation, mais restent cependant encore un peu tournés en dedans. Et bien, d'après les principes que j'ai établis, après avoir fléchi la cuisse sur le tronc, il faudrait faire exécuter au fémur un mouvement de rotation par lequel le genou regarderait aussi en dedans qu'il le faisait au moment de la luxation, et par lequel la tête de l'os se dégagerait du rebord postérieur de la cavité cotyloïde ; puis faire une légère extension, la cuisse toujours fléchie, et terminer par un mouvement d'abduction et de rotation tel que le genou regardât en dehors, et que la tête du fémur se tournât vers le fond de la cavité cotyloïde.

Pour produire sur le cadavre les luxations du bras sous l'apophyse coracoïde, il faut après avoir élevé le bras , lui faire éprouver un mouvement de rotation par lequel le pli du coude regarde en dehors, et la tête de l'humérus en devant. C'est dans ce point que la capsule est déchirée , et que la tête de l'os s'échappe ; lorsqu'elle est luxée sous l'apophyse coracoïde , elle s'accommode à la disposition du bord anté- rieur de la fosse sous scapulaire sur lequel elle appuie , et elle éprouve un mouvement de rotation tel que le pli du coude regarde en dedans, et la tête de l'humérus un peu en arrière , c'est-à-dire qu'elle se tourne en sens inverse de ce qu'elle avait fait au moment de la luxation.

Eh bien , la connaissance de ces deux mouvements de ro- tation, conduit à en faire exécuter au bras qu'on veut ré- duire, deux autres exactement inverses : le premier qui con- siste à ramener le membre dans une telle situation que le pli du coude regarde un peu en dehors, et la tête en avant, ce qui replace l'humérus dans la situation où il était au moment de la luxation , et le dégage du bord postérieur de la cavité glé- noïde. Le second enfin, qui ne doit être exécuté que lorsque la tête de l'humérus a été ramenée au voisinage de la cavité glénoïde , et qui consiste à tourner le bras de manière à ce que la tête de l'humérus regarde en arrière, et le pli du coude en dedans. Le premier de ces mouvements doit être fait pendant qu'on exerce une traction sur le bras élevé ou placé horizontalement , et le second au moment où les ex- tensions cessent et où le bras est rapproché du tronc.

Cette combinaison de mouvements de rotation , est seule convenable. Si dès le principe , on fait exécuter au bras un mouvement de rotation tel que la tête de l'humérus regarde en arrière, on s'expose à l'enfoncer plus avant dans la fosse sous scapulaire; car il faut bien le remarquer, ce mouvement ne peut être utile que lorsque le tête de l'humérus est ramenée près de la cavité glénoïde; le faire, trop tôt, c'est aggraver le mal (1).

(1) Ces préceptes sur les doubles mouvements de rotation à imprimer à l'humérus et au fémur luxés, et auxquels j'ai été conduit par l'étude des luxations sur le cadavre, et celle des moyens qui en facilitent alors la réduction, m'ont semblé, dans un voyage que j'ai fait récemment à Paris, pouvoir soulever quelques questions de priorité; aussi pour prévenir toute discussion à cet égard, ferai-je ici une courte digression historique, cherchant à déterminer jusqu'à quel point les auteurs modernes qui ont traité des luxations de la cuisse, peuvent craindre de se voir enlever le mérite de leurs découvertes.

Une méthode nouvelle, attribuée à M. Després, consiste dans les luxations du fémur sur l'os des îles, à fléchir la cuisse, la porter dans l'adduction, et terminer par un mouvement d'abduction combiné avec la rotation du fémur en dehors.

Cette méthode, dont l'utilité peut être démontrée et par les conditions anatomiques des luxations et par des faits cliniques, recevra de nouvelles preuves des autorités que je vais citer.

Je commence par l'idée d'agir sur la cuisse fléchie, et non sur la cuisse étendue comme on le fait généralement.

Monteggia dit :

« Si les tentatives de réduction ont échoué, il serait bon de recourir à
« d'autres méthodes et particulièrement à celles des chirurgiens qui opè-
« rent sur le membre fléchi. Botther, Anderson, Kirkland, Pouteau,
« conseillent de faire les extensions sur la cuisse et la jambe fléchie ; Paletta
« s'efforçait même de rapprocher le genou du ventre ; enfin, Maisonneuve,
« Rossi, Vermandois suivaient la même conduite. »

Voilà pour la flexion de la cuisse ; voyons pour les mouvements d'abduction et de rotation en terminant la réduction.

En parlant de la méthode suivie par Paletta, imitée de celle d'Hippocrate et de Paul d'Egine, Monteggia termine la description de cette méthode en

4⁰ Les *expériences sur les animaux vivants* , en permettant de produire artificiellement des diathèses , peuvent conduire à des notions plus précises sur la nature et sur les

disant : « On porte le fémur dans l'abduction, en le faisant tourner sur son axe dans l'étendue d'un demi-cercle. »

Rossi conseille de donner au fémur un mouvement de rotation en sens inverse dans les luxations antérieures et postérieures , et si la direction de ce mouvement n'y est point précisée, elle l'est très-bien dans le mémoire de Pouteau, sur les luxations de la cuisse , comme on le verra plus loin.

Enfin , suivant Monteggia, Evers se contenta , dans un cas, de placer le malade affecté de luxation de la cuisse en haut et en dehors, sur le côté sain, d'embrasser avec une main l'articulation du fémur , et avec l'autre de tourner en dehors le pied. Il obtint la réduction.

De sorte que l'idée si juste d'imprimer au fémur, en réduisant ses luxations, un mouvement de rotation en dehors, trouve un appui dans les travaux des chirurgiens du siècle dernier.

Voici du reste un passage de Pouteau qui montre à quel point il avait bien compris la nécessité de combiner la flexion de la cuisse avec ce moument de rotation en dehors; en terminant son mémoire, il dit, t. II p. 225 : « Rappelons la partie essentielle de la manœuvre de cette réduction (celle « de la cuisse luxée sur l'os des îles); on observera donc 1° que la cuisse « luxée doit être fléchie à angle droit avec le corps, dans le temps des « extensions et contre-extensions ; 2° qu'on doit tourner la cuisse de dedans « en dehors, lors que les extensions paraîtront suffisantes; 1° que cette « position de la cuisse met dans le relâchement autant que possible les « muscles triceps et fessiers qui opposent le plus de résistance aux exten- « sions, ce qui épargne de vives douleurs au malade; 4° que la flexion « de la cuisse amène la tête de l'os dans la position la plus commode pour « rentrer dans la cavité cotyloïde, pendant les extensions. »

On ne saurait être plus clair et plus précis que ne l'est Pouteau dans ce passage. Ainsi, deux des trois mouvements indiqués par M. Després, la flexion de la cuisse et la rotation du fémur en dehors, étant conseillés par Pouteau, cette rotation ne pouvant être exécutée commodément qu'à l'aide d'un mouvement d'abduction que du reste Paletta indique parfaitement, on voit que ce qui fait le caractère spécial du procédé de M. Després, c'est l'idée de n'exécuter ces mouvements de rotation et d'abduction, qu'acauses de ces maladies : on conçoit dès-lors ʼque ce résultat une fois atteint, il doit en ressortir des indications pratiques. Ainsi, M. Magendie arrive à ce résultat, que

près avoir porté la cuisse dans une adduction forcée, et d'éviter par là d'imprimer trop tôt un mouvement de rotation en dehors, qui, exécuté avant que la tête du fémur ait dépassé le rebord de la cavité cotyloïde, l'enfonce plus profondément dans les chairs, et peut même la reporter sur le trou obturateur, comme on en a des exemples et sur le vivant et sur le cadavre. C'est pour avoir fait cette addition au procédé de Pouteau, et pour avoir remis en honneur, en les inventant il est vrai, les sages principes développés par ce grand chirurgien, que M. Després a rendu un véritable service, constaté par des succès importants.

Pour les luxations sur l'os des îles, je n'ai rien à ajouter à ce qu'a indiqué M. Després, si ce n'est que dans le cas où les mouvements qu'il conseille ne suffiraient point pour obtenir la réduction, cet insuccès pouvant tenir à ce que la tête du fémur est arrêtée par le bord postérieur de la cavité cotyloïde, pour l'en dégager, il faut fléchir la cuisse, exagérer son mouvement de rotation en dedans, puis faire l'extension et terminer comme M. Després l'indique.

Dans les luxations sur l'échancrure ischiatique, cette exagération du mouvement de rotation en dedans dans lequel le membre est placé, est d'une haute importance pour aider à dégager la tête du fémur du rebord osseux qui l'arrête ; mais si dans cette luxation, après avoir fléchi la cuisse, et avoir exagéré le mouvement de rotation en dedans, on tirait dans l'adduction, évidemment on enfoncerait davantage la tête du fémur dans le fond de la cavité ischiatique ; pour la dégager de ce point, il faut d'abord tirer sur la cuisse fléchie et portée dans l'abduction ; l'adduction n'est convenable, ainsi que le mouvement de rotation en dehors, que lorsque la tête du fémur s'est avancée au-delà de la saillie osseuse, qui sépare l'échancrure ischiatique de la cavité cotyloïde. Je dois dire cependant, qu'ayant eu à réduire, au moment où je rédigeais ces notes, une luxation sur l'échancrure ischiatique datant de 22 jours, je ne pus réussir.

Voici la marche que je suivis : pour faire la contre extension, je passai deux ceintures en cuir, l'une autour du bassin, l'autre au-dessus de la partie supérieure de la cuisse saine (côté gauche). Je fixai ces deux ceintures par des cordes au barreau d'un lit en fer. Pour les lacs extensifs, je les

tout animal à qui l'on a enlevé une grande proportion de
sang, et réinjecté dans les veines, ce même sang privé
de fibrine, est pris de symptômes thypoïdes ; ses yeux

fixai le long de la jambe et de la cuisse, avec des tours de bandes, sur
chacun desquels je passai une couche d'amidon, qui les fit adhérer intime-
ment les uns aux autres. Par dessus, je mis des attelles flexibles également
maintenues par des tours de bande amidonnés. Cet appareil desséché quinze
heures après son application, formait un tout solide qui n'éprouva aucun
dérangement sous l'influence des extensions.

Ces extensions furent faites à l'aide de moufles ; j'en fixai trois à une barre
transversale située au-dessus du lit en fer du malade : l'une à droite, destinée à tirer le membre luxé dans l'abduction, l'autre vis-à-vis le malade
destinée à tirer sur la cuisse dans la direction de l'axe du tronc fléchi, et
l'autre à gauche destinée à tirer dans l'adduction.

Les tractions mesurées au dynamomètre furent de soixante kilogrammes.
Je fis tirer en commençant sur la cuisse fléchie à angle droit, portée dans
l'abduction et dans une rotation telle que le genou regarda directement
en dedans. Ces mouvements étaient destinés à dégager la tête de l'os de
l'échancrure ischiatique : elles furent continuées six minutes à peu près.
La tête que l'on sentait très-distinctement, devint moins facile à aperce-
voir et parut s'élever un peu ; pensant qu'elle pouvait être près du rebord
de la cavité cotyloïde qu'il fallait lui faire franchir, je fis exercer des
tractions à l'aide de la poulie placée directement au-dessus du malade et
dont les cordes tiraient dans la direction de l'axe du tronc fléchi. En même
temps, je tâchai de produire un mouvement de rotation tel que le genou
regardât en dehors, et que la tête du fémur regardât en dedans. Je ne pus
y réussir et je ne sentis pas la tête avancer.

Cependant je passai au troisième temps la traction à l'aide de la poulie
qui tirait sur le membre placé en adduction ; je prolongeai plus de six minutes
les tractions en ce sens, cherchant toujours à produire le mouvement de
rotation par lequel le genou regarde en dehors ; mais je ne pus réussir à
déterminer ce mouvement de rotation, et je fus obligé de cesser sans avoir
obtenu la réduction.

Les tractions ayant été très-régulières et exercées par deux ou trois aides
seulement à la fois, il y eut à peine d'inflammation, et trois jours après je
me proposais de rassembler une consultation, lorsque le malade voulut sortir.

s'affectent d'une inflammation purulente, plusieurs de ses organes s'engouent de sang et offrent des traces de congestion sanguine que l'on prend à tort pour des inflammations. Que montrent de pareilles expériences? entre autres choses, des lésions locales, nombreuses et variées, comme conséquence d'une altération du sang, et par suite cette indication, que si l'on avait à traiter ces lésions locales, ce ne serait point en agissant directement sur elles que l'on pourrait espérer les guérir; mais bien en modifiant le sang dont la lésion primitive est la cause de tous les accidents. Ce point

Je doute que ceux qui ont pu faire de nouvelles tentatives aient été plus heureux que moi, car vu l'ancienneté de la luxation et la disparition complète des accidents inflammatoires qui l'avaient accompagnée, une capsule fibreuse nouvelle, devait entourer la tête de l'os luxé et la séparer complètement de la cavité cotyloïde, dont l'ouverture pouvait du reste être recouverte par la partie interne de la capsule couchée sur son entrée et adhérente à ses bords, comme j'ai eu l'occasion de le voir dans une luxation du même genre, disséquée deux mois après que l'accident eut eu lieu. Je doute aussi qu'il soit possible de recourir aujourd'hui à une combinaison de mouvements plus propres à faire que la tête du fémur luxée contourne le rebord saillant qui sépare l'échancrure ischiatique de la cavité cotyloïde où elle doit rentrer.

Je ne quitterai pas ce sujet, que je traite ici d'une manière toute accidentelle, sans noter un signe qui doit être ajouté à ceux qu'a donnés de la luxation sur l'échancrure ischiatique, M. Astley Cooper, dont les travaux sur ce sujet méritent d'être consultés plus que tous les autres. Je veux parler de la possibilité de donner au membre luxé une longueur presque égale à celui du côté sain, si on les compare étendus l'un et l'autre, tandis que si on les compare fléchis, la différence est de près de deux pouces et ne peut être effacée que par la réduction complète. Il est aisé de comprendre la raison de ce fait, c'est que la tête du fémur descend facilement vers l'ischion, si on exerce une traction sur lui lorsqu'il est étendu, tandis que si l'on tire pendant qu'il est fléchi, sa tête est arrêtée par le bord postérieur de la saillie qui sépare l'échancrure ischiatique de la cavité cotyloïde.

bien établi, si des ophtalmies purulentes, des engouements pulmonaires se présentaient sur l'homme, et qu'après avoir comparé avec soin les symptômes que celui-ci présente, les caractères physiques de son sang, avec ceux observés sur l'animal artificiellement défibriné, on trouvait une grande analogie, on serait en droit de conclure que chez lui, les lésions sont aussi subordonnées à l'état du sang, et que c'est à modifier celui-ci que l'art doit s'appliquer. Cette idée de modifier le sang, comme moyen de guérir l'ophtalmie purulente, est une indication ; la connaître, ce n'est point sans doute savoir quelle modification il faut imprimer au sang, c'est encore moins savoir comment on peut produire cette modification. Mais qu'on le remarque bien, les indications de la plupart des maladies sont complexes, leur connaissance entière ne peut être le résultat des observations faites par une seule méthode, et dès que l'une de ces méthodes en révèle quelques-unes, elle avance la solution du problème thérapeutique, et c'est là tout ce que l'on peut attendre d'elle.

5° Les résultats fournis par *l'analyse chimique* peuvent conduire à des indications, toutes les fois que celles-ci peuvent être déduites de la composition des produits morbides. C'est ainsi que l'analyse chimique apprenant que l'acide urique qui forme la gravelle la plus fréquente, est soluble dans les alcalis, et que l'urine qui la dépose est plus acide que dans l'état ordinaire, démontre cette indication qu'il faut diminuer l'acidité de cette urine, et même la rendre alcaline. C'est ainsi qu'en montrant que l'azote est un des éléments de l'acide urique, que la sécrétion de cet acide augmente avec l'usage d'une nourriture azotée, elle conduit à prescrire, lorsque cette sécrétion surabondante a lieu, une nourriture aussi peu azotée que possible, c'est-à-dire végétale. Je citerai aussi à l'appui de cette vérité, que des indications peuvent être révélées par l'analyse chimique, le résultat de mes recherches sur les fistules lactées (I); lorsque j'eus découvert ces fistules, je ne tardai pas à voir que dans les abcès au sein qu'elles venaient compliquer, la sortie du lait à travers les trajets fistuleux entretenant la suppuration et empêchant les cicatrices de se faire, l'indication à remplir était la suspension de ce passage du lait à travers les conduits ulcérés; comme il est impossible d'empêcher le lait sécrété de passer à travers ces ouvertures accidentelles, c'est la suspension de cette sécrétion qu'il faut obtenir avant tout : par suite, faire cesser l'allaitement s'il est continué encore, et s'il est suspendu, employer les dérivatifs sur le tube intestinal et les opiacés sur le sein.

Ce n'est pas que ces préceptes soient nouveaux et qu'ils n'aient été donnés par quelques-uns des auteurs qui ont traité des abcès du sein. Bien avant que l'on sût que ces abcès pouvaient se compliquer de fistules laiteuses, on avait conseillé, lorsqu'ils venaient à se produire, de suspendre l'allaitement; de même qu'on avait prescrit, dans la gravelle, la magnésie, la chaux, la nourriture végétale, bien avant que l'on connût l'état de l'urine dans cette maladie et l'influence des matières azotées sur la production de l'acide urique; car il est impossible qu'au milieu des tentatives de tout genre, auxquelles on s'est livré, l'observation des malades n'ait point montré aux médecins attentifs ce qui aggravait et ce qui diminuait les maux, et ne les ait conduit à la découverte des véritables indications. Mais ces études cliniques si précieuses, du reste, ne sont pas assez évidentes pour frapper et convaincre tous les esprits; il importe de déterminer au milieu des résultats

(1) Archives de médecine, 1836.

cliniques , ce qui est vrai et ce qui est faux , de trouver dans des préparations compliquées , ce qui est utile et ce qui doit être rejeté. Or, ce moyen de discernement , cette démonstration , c'est ce que la chimie nous fournit dans les sujets auxquels elle s'applique , comme la gravelle, les fistules laiteuses ; elle sert alors la thérapeutique dans ses besoins les plus pressants : car, il faut bien le remarquer , ce sont moins des remèdes nouveaux que la science réclame, qu'une sage appréciation de ceux qui ont été employés : tout ce qui peut contribuer à cette appréciation, est de la plus haute gravité.

Si je mentionne, en terminant , *les observations microscopiques,* comme pouvant conduire à quelques indications , c'est moins à cause de leur importance réelle que pour montrer que l'idée que j'ai formulée en commençant cette note, savoir que toute méthode de connaître peut conduire à une indication utile , est vraie dans toutes ses applications. Ces observations ont été jusqu'ici d'une vérification trop difficile, et suivies de résultats trop contestés, pour qu'on attache une grande importance à leur valeur thérapeutique. Il y aurait cependant injustice à ne point citer les travaux de M. Donné sur les causes de l'infécondité chez les femmes affectées de catarrhes des organes génitaux : les produits de quelques-uns de ces catarrhes ont, d'après lui , la propriété de faire périr les animalcules spermatiques, dont la vie est nécessaire à la fécondation , résultat remarquable qui conduit à connaître l'une des causes de certaines infécondités et guide dans le traitement , par cela même qu'il porte l'attention sur tous les moyens propres à détruire cette cause.

Démontrer comme je viens de le faire que des faits découverts par une méthode quelconque, peuvent conduire à des
indications utiles, c'est prouver des vérités qui peuvent
avoir besoin de développements, mais qui sont tellement
évidentes pour la plupart des médecins, qu'à moins de
placer la science médicale dans l'art de formuler des pres-
criptions, on ne peut se refuser à admettre des propositions
aussi claires. L'ordre d'idées dans lequel on travaille en général, est très-propre du reste à faire accepter ces applications des faits observés ; il n'en est plus de même des résultats de l'analyse intellectuelle appliquée à ces faits : les
esprits se révoltent contre ces applications à la thérapeutique,
des conceptions de l'analyse ; et celui qui ose les tenter, loin
de pouvoir espérer qu'il répandra des idées salutaires, doit
se préparer aux épithètes flétrissantes de théoricien et de
spéculateur. Heureux encore, si la médecine est l'objet
habituel de ses travaux! on pourra lui pardonner ses écarts ;
mais s'il est appelé à pratiquer la chirurgie, ses aberrations
ne peuvent plus se comprendre. Il abandonne la certitude
de son art, pour se jeter dans le vague des idées médicales ;
malheureux, il n'a pu réussir à comprendre que le procédé
constitua l'art tout entier ; il a voulu saisir l'indication,
déterminer le critérium, et même avant d'arriver à l'étude
de ces indications et de ce critérium, connaître, par les méthodes les plus diverses, les maladies qu'il avait à traiter ;
il a cru que dans la chirurgie, il y avait autre chose que des
lésions physiques et des procédés opératoires ; il a cherché
à comprendre l'homme vivant autant que l'homme anatomique ; et tout en reconnaissant l'importance des opérations,
il n'a vu en elles qu'un des moyens nombreux dont il peut
disposer.

Malgré cette réprobation, je continuerai ; et, cherchant

toujours à démontrer que toute méthode de connaître peut conduire à des indications utiles, je passerai à celles qui peuvent résulter de l'analyse intellectuelle appliquée aux faits découverts par l'observation.

J'ai dit que pour chercher les éléments des phénomènes morbides, on pouvait s'aider de *l'analyse des tissus*, de *l'analyse des fonctions* et de celle *des divers états morbides*. La première de ces analyses est donnée par l'anatomie normale, la seconde par la physiologie, la troisième appartient en propre à la pathologie. C'est évidemment celle-ci qui, bien faite, pourrait conduire au plus grand nombre d'indications utiles; mais quoique plus importante que les autres, elle ne les rend pas inutiles.

L'analyse des tissus, en éclairant sur le siége des maladies, peut guider dans le choix du tissu sur lequel certains remèdes peuvent être appliqués; elle indique, par exemple, que dans un ensemble de lésions auxquelles la membrane muqueuse de l'estomac participerait, on pourrait employer certains moyens thérapeutiques au voisinage de l'estomac, et éviter d'en porter certains autres sur sa surface interne; c'est ce qu'a fait l'école physiologique. Mais, il faut le dire, une analyse qui éclaire seulement sur le siége des maladies, ne peut guider dans le traitement que sous le rapport des lieux où doivent agir les moyens thérapeutiques; et je n'hésite point à dire que Bichat et son école ont beaucoup exagéré l'importance thérapeutique de l'analyse des tissus. C'est un guide sans doute, mais un guide d'un ordre secondaire; car s'il est utile de savoir où il faut placer un remède, il l'est bien plus d'en connaître la nature, et c'est ce que l'analyse des tissus ne peut indiquer en aucune manière.

L'analyse des fonctions, comme celle des tissus, n'éclaire encore que sur le siége du mal, mais fait connaître ce siége à un autre point de vue plus général et peut-être plus important. Dès que l'on sait que, dans une lésion locale, c'est l'innervation, la circulation ou les sécrétions qui sont affectées, on est conduit à faire agir les moyens thérapeutiques sur l'innervation, la circulation ou les sécrétions : induction qui n'est point sans importance, mais qui, semblable à celle qui résulte de l'analyse des tissus, laisse dans l'ignorance sur la nature de la médication que l'on doit employer.

L'analyse des divers états morbides d'une même fonction, est celle qui peut être la plus féconde en applications thérapeutiques. Savoir si la circulation est affectée en plus ou en moins, c'est connaître la véritable indication à remplir, celle de ralentir ou d'activer cette circulation. Avoir déterminé qu'une solution de continuité ne se cicatrise pas, parce qu'elle ne sécrète pas de produit organisable, c'est être conduit à la placer dans les conditions où elle puisse sécréter ce produit.

Mais je passe rapidement sur ces considérations générales, relatives à la valeur des indications thérapeutiques qui peuvent résulter de l'application, à l'état morbide, de l'analyse des tissus, des fonctions et des divers états morbides ; et je développe ma pensée par l'étude du traitement de l'inflammation, considéré au point de vue de ces analyses.

L'analyse que j'ai donnée des phénomènes inflammatoires, ne conduit à aucune indication qui ne soit connue de tous les praticiens ; les essais thérapeutiques sur les inflammations, ont été si nombreux, on a tant varié les moyens dont on s'est servi, qu'il serait étrange que l'on fût conduit à une médication vraiment nouvelle ; mais ce qui manque au milieu de tous ces essais, c'est une règle pour choisir à propos les moyens indiqués, pour être conduit à les employer dans des conditions convenables. Ici, comme dans d'autres parties de la thérapeutique, des médecins attentifs ont trouvé expérimentalement ce que l'analyse de l'inflammation nous indique. Mais il faut bien le remarquer, ce n'est pas un médiocre avantage de faire concorder de tous points les enseignements de la science et ceux de la pratique, c'est trouver le moyen de faire pénétrer plus facilement les vérités utiles, car la plupart des hommes répugnent à l'emploi de moyens thérapeutiques dont ils ne peuvent comprendre l'utilité, et ils acceptent avec empressement ceux dont ils saisissent bien le mode d'agir.

Dans l'analyse de l'inflammation, nous avons été conduits à admettre, comme phénomène primitif, une modification du système nerveux, une irritation en un mot. Tant que cette irritation n'a entraîné aucun changement dans la circulation et les sécrétions, on est conduit à penser que si on la fait disparaître, si l'on enlève ainsi la cause qui va produire l'inflammation, celle-ci sera arrêtée dans son origine et ne suivra point ses périodes. Tandis que si des changements se sont déjà manifestés dans la circulation et les sécrétions, la sublation de cette cause, quoique toujours utile, ne suffira plus pour faire disparaître le mal ; l'irritation sera détruite, mais les changements anatomiques, suite des troubles qu'ont éprouvés la circulation capillaire et les sécrétions, ne cesseront pas consécutivement.

Or, n'est-ce point là ce que l'expérience démontre ; le rétablissement d'une transpiration brusquement supprimée, arrête le développement d'une inflammation pulmonaire que cette suppression allait produire : le rétablissement de cette transpiration est impuissant dès que l'inflammation est véritablement développée. Même observation pour les corps étrangers ; car l'extraction immédiate prévient l'apparition des phénomènes inflammatoires ; si elle n'est faite que lorsque ceux-ci se sont manifestés, c'est-à-dire lorsque le sang commence à se coaguler dans le système capillaire, et que des épanchements de sérosité, de matière organisable et de pus, se sont faits dans les tissus, elle ne peut que diminuer l'intensité de ces phénomènes, et ne les fait pas disparaître.

Dès que dans la succession des troubles fonctionnels dont l'ensemble constitue l'inflammation, la circulation capillaire a été affectée, l'expérience, d'accord avec les résultats de l'analyse de ces troubles fonctionnels, démontre l'utilité des évacuations sanguines ; mais elle prouve aussi que le temps de ces évacuations, comme celui de la diète, est limité, et que passé un certain temps impossible à déterminer d'une manière absolue, il faut recourir aux toniques locaux, à un régime fortifiant, et à la compression si elle est praticable. Eh bien ! ces résultats pratiques, l'analyse des fonctions les eût fait découvrir s'ils ne l'eussent été, et en explique la justesse aujourd'hui qu'ils sont découverts.

Nous avons vu qu'après la congestion sanguine, venait la sécrétion de produits anormaux de sérosité, de pus ou de matière organisable, et que lorsque la congestion sanguine était dissipée, ces produits de sécrétion restaient encore dans les tissus. Or, pour que la guérison ait lieu, il faut que ceux qui sont solubles et inorganisables soient résorbés, et que ceux qui sont organisables passent à l'état fibreux ; or, pour que l'absorption s'effectue, la compression est utile en exprimant les liquides infiltrés, et pour que les parties organisables passent par les diverses phases d'organisation qui doivent les conduire à l'état fibreux, il faut qu'elles soient douées d'une certaine tonicité qu'augmente l'emploi de tous les fortifiants. C'est ainsi que se comprend l'utilité des toniques vers la fin du traitement de toutes les plaies. Pour qu'elles guérissent, il faut qu'il y ait sécrétion de matière organisable, et que cette matière devienne fibreuse ; or, pour exciter cette sécrétion et rendre cette organisation plus active, les toniques sont indiqués. Comme on le voit, l'indication de leur emploi résulte de l'analyse de l'inflammation, au point de vue où je me suis placé ; si l'expérience ne les eût fait découvrir, cette analyse en aurait démontré les avantages, et aujourd'hui encore elle peut servir à convaincre de l'utilité des toniques, les hommes qui répugnent à leur emploi, retenus qu'ils sont par les idées incomplètes qu'a répandues sur l'inflammation l'école physiologique.

Je ne puis m'empêcher de faire remarquer ici que si cette école a insisté si exclusivement sur les moyens débilitants, c'est que l'analyse qu'elle a faite des phénomènes inflammatoires, était incomplète et arrêtée à la modification du système nerveux et du système circulatoire ; elle n'était pas allée assez avant dans l'étude des sécrétions que l'inflammation entraîne, des changements que doivent subir les produits de ces sécrétions ; et la période de traitement où l'on doit s'occuper de faire résorber ou de faciliter l'organisation de ces produits, ne l'a nullement préoccupée. Preuve de l'influence irrésistible que les idées exercent sur la pratique, et par suite, de la nécessité de les rendre justes et complètes pour ne point s'égarer.

Pour terminer la démonstration de ma proposition générale sur les rapports de la science et de la pratique, par
l'intermédiaire des indications, je dois prouver que les *géné-
ralisations* peuvent, comme les observations et les analyses,
conduire à des indications.

L'imperfection de la science, sous le rapport des considérations générales qui devraient se résumer en lois et qui se
sont presque toujours bornées à des hypothèses, ne permet
pas de discuter cette question d'une manière générale. Aussi
me contenterai-je de faire connaître ma pensée par une application des travaux que j'ai exposés plus haut sur les
cancers.

On trouve dans les cancers, ai-je dit, des matières inorga-
nisées, telle que la sérosité, et des parties organisées qui
offrent trois degrés différents. L'existence de ces états iné-
gaux d'organisation démontre, ainsi que l'accroissement pro-
gressif de la tumeur, une cause incessante et continue qui
détermine sans cesse des sécrétions nouvelles. Détruire cette
cause, empêcher des sécrétions nouvelles, faire résorber
les parties séreuses infiltrées, permettre aux parties organisées encore molles, et, comme je le dis, au premier et
au second degré d'organisation, de passer au troisième,
c'est-à-dire à l'état fibreux : telles sont les indications à
remplir.

Avec ces connaissances, si nous abordons le traitement
des cancers, notre attention se porte de suite sur la destruction de leur cause, de la diathèse en un mot ; et comme nous
ignorons complètement en quoi celle-ci consiste, nous sommes désarmés, sans idée sur les moyens que nous pourrions
mettre en usage. Aussi le problème important à résoudre
serait-il la connaissance et la destruction de cette cause, et
comme pour donner une confirmation à cette idée, se pré-

sentent les tumeurs et les ulcérations de nature cancéreuse et de cause syphilitique, dont la guérison a été obtenue par tous les praticiens, parce que la cause était connue et qu'un empirisme heureux avait fourni un moyen pour la détruire.

Pénétrés de cette idée que par cela même que, dans l'immense majorité des cas, nous ignorons la nature de la diathèse cancéreuse et les moyens de la combattre, nous n'hésitons point à considérer le traitement local comme devant être impuissant à guérir. Mais s'il est impuissant, il n'est pas inutile : on doit le mettre en usage, et ici se présentent les indications que j'ai posées, comme conséquence des notions acquises sur l'état local des cancers. Ces indications sont si bien établies, j'ose le dire, que tous les faits de pratique connus jusqu'ici ne semblent en être que des applications.

1° *Il faut empêcher des sécrétions nouvelles.*

L'on sait que tout ce qui accélère la circulation dans une partie malade, tend à augmenter les sécrétions qui s'y font : de là la nécessité de diminuer autant que possible la circulation dans les cancers ; de là l'utilité de tous les moyens hygiéniques qui préviennent l'accélération du cours du sang ; de là le danger de tous les excitants généraux et de tous les moyens irritants appliqués sur le siége du mal ; de là, enfin, les avantages bien constatés par l'expérience, de la compression portée jusqu'au point où elle gêne l'abord du sang, mais arrêtée là où elle irrite ; car dans ce cas elle détermine l'appel du sang qu'elle devait prévenir.

2° *Il faut faire résorber les parties séreuses infiltrées.*

Les expériences de M. Magendie ont démontré que des saignées répétées, en diminuant la masse du sang, favorisaient la résorption. L'abstinence, en privant le sang de ses matériaux, produit le même effet que des saignées répétées et favorise également la résorption. D'où l'on serait conduit, dans le traitement des cancers, à saigner et prescrire l'abstinence, si la débilitation profonde et dangereuse que produisent ces moyens, et surtout si les bornes de leur utilité qui ne s'étend qu'à remplir une indication secondaire, la résorption des parties séreuses, n'éloignaient justement de leur emploi. Toutefois, si la somme des dangers qu'ils présentent l'emporte sur celle de leurs avantages, on ne doit pas moins leur reconnaître un avantage déterminé; et comme si dans tous les points l'expérience devait confirmer le résultat de nos analyses, nous voyons M. Recamier signaler les bons effets de l'abstinence sur la diminution des cancers; et attribuer, avec juste raison, à la privation d'aliments, les résultats avantageux obtenus dans le traitement de cette maladie, par l'emploi de la ciguë, combinée avec ce qu'on appelle le *cura famis*. Je n'ai pas besoin de faire remarquer ici que la compression qui contribue à faciliter l'absorption des parties infiltrées, sans altérer la constitution, sans affaiblir les forces, est préférable à l'abstinence. C'est encore là une conséquence conforme aux faits observés.

3º *Il faut que les parties organisables déjà sécrétées passent toutes à l'état fibreux.*

Je ne saurais indiquer les moyens spéciaux qui peuvent remplir ce but, autres que ceux qui laissant les parties en repos, éloignées de toute excitation, laissent à l'organisation la facilité de parcourir ses diverses périodes; mais je ferai remarquer combien les faits d'observation sur la difficulté plus ou moins grande de guérir les diverses espèces de cancers, s'harmonisent bien avec les indications que je pose.

Par la compression ou tout autre moyen, le squirrhe est moins difficilement curable que l'encéphaloïde; remarquez aussi que les sécrétions y sont moins actives, que les parties séreuses y sont en moindre proportion , et que la plus grande partie de son tissu est déjà à l'état fibreux : qu'il est , en un mot, comparé à l'encéphaloïde , dans les conditions par lesquelles celui-ci devrait nécessairement passer pour arriver à ce noyau fibreux que je montre le dernier terme des changements que devrait éprouver un cancer qui guérit.

Un autre fait d'observation , c'est que dans les conditions les plus favorables à l'emploi des moyens propres à diminuer le volume des cancers , cette diminution est rapide au début, mais qu'elle se ralentit ensuite et cesse lors même que la tumeur n'est point encore dissipée. Pourquoi ? parce qu'au début la sérosité qui constitue la plus grande partie de la tumeur cancéreuse, se résorbe ; et que lorsqu'elle a disparu, la diminution ne peut se faire que par le passage à l'état fibreux des parties qui sont encore molles , et au premier ou au second degré d'organisation. Ce passage , cette transformation ne se fait évidemment qu'avec lenteur ; et lorsqu'elle est effectuée, une partie de la tumeur subsiste , parce que le noyau de tissu fibreux qui est le résultat de ces transformations , ne peut pas plus disparaître que ne le fait une aponévrose ou un tendon.

※

Ainsi , l'on voit comment des indications purement empiriques deviennent claires du moment où l'on étudie les maladies complexes , telles que les inflammations et les cancers, par toutes les méthodes d'observation , d'analyse et de synthèse dont j'ai tâché de faire sentir l'importance ; comment alors la pratique s'harmonise avec la science des maladies , et comment elle en reçoit des lumières qu'elle reflète à son tour sur la science de l'état morbide.

Je ne me dissimule cependant point que ces réflexions peuvent sembler obscures et même théoriques à ceux qui n'ont pas familiarisé leur esprit avec la méditation d'idées analogues ; mais, qu'on le remarque bien, la clarté comme le caractère positif d'une dissertation ne dépend pas moins du sujet traité que de la nature d'esprit de celui qui le traite.

Si le sujet ne présente que des phénomènes qui tombent facilement sous le sens, comme ceux observés dans les fractures et les luxations, la dissertation dont il est l'objet peut être aisément positive ; mais s'il offre une succession de faits difficiles à observer et à analyser, comme les inflammations et les cancers, il est impossible de le développer avec autant de clarté et autant de précision. Ceux qui échappent à cette obscurité et à cette incertitude, en ne traitant que des lésions physiques et du manuel opératoire, négligent les questions les plus graves de l'état morbide, celles qui se présentent le plus souvent à résoudre, et ne doivent leur réputation de positivisme qu'à la facilité du sujet qu'ils cultivent, et à l'étroitesse de leurs études circonscrites dans des limites qui ne leur permettent de parcourir qu'une partie du domaine de l'art.

RECHERCHE DES MOYENS PROPRES A REMPLIR DES INDICATIONS
DÉTERMINÉES.

Les indications bien établies, il reste à chercher les moyens propres à les remplir. Ces moyens, ai-je dit, se trouvent dans tous les agents qui peuvent influer sur l'homme : mais parmi ces agents, les plus actifs et ceux dont on est le plus souvent conduit à faire usage, sont les aliments, les médicaments et les instruments opératoires.

Il y aurait un travail à faire sur cette question : une ou plusieurs indications étant données, comment détermine-t-on que pour y satisfaire, c'est au régime, aux médicaments ou aux opérations qu'il faut avoir recours; et dans le cas où l'on se décide pour le régime ou les médicaments, quel est le guide que l'on doit prendre pour trouver les aliments, les boissons ou les préparations pharmaceutiques qu'il est convenable de prescrire? Bien que ces questions aient été à peine abordées, je me contenterai de les soulever ici, me bornant à développer par quelques notes ce que j'ai dit dans mon discours sur la méthode à suivre pour arriver à la connaissance et au perfectionnement des procédés opératoires.

L'idée première de ces procédés est quelquefois une conséquence si simple de l'indication qu'ils doivent remplir, qu'elle se présente logiquement à l'esprit, comme l'idée d'une amputation, dans le cas ou un organe malade compromet l'existence et ne peut guérir par les modificateurs. Mais lorsque l'idée de cette opération se lie d'une manière moins étroite à celle de l'indication, l'analogie, la physiologie pathologique, les sciences physiques et chimiques, peuvent la suggérer, ainsi que je l'ai démontré dans le discours qui précède cet écrit. Je n'ai rien à ajouter à ce que j'ai dit sur cette question, et j'insiste seulement sur la méthode à suivre pour trouver les règles d'un procédé opératoire dont on a conçu l'idée. Ces règles s'appliquent à la construction des instruments, à la manière de s'en servir.

Les règles propres à guider dans la construction des instruments, se déduisent : de l'état des parties sur lesquelles ceux-ci doivent agir ; du mode d'action qu'ils doivent exercer sur elles.

Je développe ma pensée par un exemple tiré d'une opération bien connue, du cathétérisme du canal de l'urètre libre, et du canal de l'urètre rétréci.

Un malade souffre par l'impossibilité où il est d'uriner ; j'en conclus tout naturellement que je dois évacuer ses urines ; voilà l'indication trouvée. Je pense à introduire dans son canal, dont les parois rapprochées ne permettent pas à l'urine de sortir, un tube creux à travers lequel celle-ci puisse s'échapper ; voilà l'idée du moyen ; mais quelles conditions doit réunir le tube creux ? Telle est la question relative aux règles qui guident dans la construction des instruments : il est facile d'y répondre. Ce tube doit avoir une longueur, une direction et un diamètre déterminés. Cette longueur est celle du canal qu'il doit parcourir, plus l'excédant nécessaire, d'une part, pour qu'il puisse plonger dans le réservoir dont il doit retirer le liquide, et de l'autre, pour être saisi facilement avec la main. Je mesure alors le canal de l'urètre, et dans l'état de flaccidité et dans l'état d'alongement. Je prends cette dernière mesure ; elle est celle de la sonde, moins un léger excédant.

La direction de l'urètre m'indique la direction de la sonde, comme sa longueur m'en avait indiqué la longueur, et une fois qu'elle est connue, je la prends pour type et je moule sur elle le tube creux dont je veux régler la construction ; enfin, le diamètre de ce tube ne pouvant dépasser celui de la partie la moins large du canal, il me suffit, pour le connaître, de déterminer quel est celui de la partie la plus étroite de l'urètre. De sorte que la longueur, la direction de la sonde, le diamètre qu'elle ne doit pas dépasser, me sont donnés par l'anatomie de l'urètre, et ne sont qu'une conséquence de la direction, de la longueur et du diamètre que ce canal présente.

Les conditions que doit réunir un instrument dépendent aussi du mode d'action qu'il doit exercer sur les organes. La sonde, par exemple, doit parcourir un canal, glisser dans son intérieur, donner issue à un liquide. Elle doit donc être lisse à sa surface, n'offrir aucune aspérité qui puisse piquer ou multiplier les frottements, avoir un canal assez large, et pour être guidée, offrir une certaine consistance. Ces conditions une fois déterminées, l'œuvre du chirurgien cesse et celle du fabricant commence : c'est à celui-ci de trouver une substance et des procédés de fabrication propres à remplir les conditions qui lui sont indiquées.

L'instrument une fois préparé, il s'agit de trouver la manière de s'en servir. La règle de cette manière se déduit encore de la disposition anatomique des parties sur lesquelles on opère, et du mode d'action qu'on doit exercer sur elles.

Je continue à développer l'exemple que j'ai choisi plus

haut. La sonde évacuatrice doit être introduite à une profondeur donnée, suivant une direction donnée, et en appuyant
sur une paroi donnée : cette profondeur est celle de la vessie ; cette direction, celle du canal de l'urètre ; cette paroi,
celle qui est la moins inégale. Or, c'est l'anatomie qui m'apprend quelle est cette profondeur, cette direction et cette
paroi, et dès qu'elle me les a fait connaître, je comprends
plusieurs des précautions que je dois prendre en introdui-
sant une sonde ; je conçois en un mot le procédé opératoire
qui, dans ce cas comme dans la plupart des autres, n'est
qu'une conséquence déduite des notions d'anatomie.

Mais l'anatomie ne suffit pas plus à elle seule pour donner
les règles qui doivent présider à l'emploi des instruments,
qu'elle ne conduit à connaître toutes les conditions que ceux-
ci doivent réunir. Il faut aussi pour trouver ces règles, tenir
compte du genre d'action qu'on veut exercer sur les organes.
Ainsi, dans l'exemple que nous avons choisi, il faut parcourir le canal, et simplement le parcourir, dès-lors introduire la
sonde avec la douceur qui épargne des souffrances et de l'irritation aux malades, avec l'étude attentive des obstacles que
l'on rencontre, le soin de ne produire aucune déchirure.

Tout ce que je viens de dire sur la méthode à suivre pour
déterminer les conditions que doivent réunir les instruments
chirurgicaux et qui peuvent régler leur application, lorsque
celle-ci doit être faite sur les parties saines, s'applique aux
opérations sur des parties malades, avec cette différence
qu'au lieu de rechercher la règle dans l'anatomie des parties saines, on l'a cherche dans celle des parties altérées.

Si au lieu d'avoir à sonder le canal de l'urètre sain, je dois
le sonder lorsqu'il est rétréci, les règles qui me servirent
de guide dans ce cathétérisme, se déduisent d'une connais-

sance approfondie de la nature, du siége et de la longueur de son rétrécissement. La profondeur et la longueur de ce rétrécissement me disent la longueur de la sonde que je dois employer; son diamètre et la forme de son orifice antérieur, le diamètre et la forme de l'extrémité de cette sonde. L'action que celle-ci doit exercer me conduit encore à d'autres données sur les conditions qu'elle doit réunir. Si elle est destinée à la dilatation, comme cette dilatation suppose une action et par suite un séjour prolongé, il faut qu'elle soit molle, flexible, et qu'étant propre à dilater, elle ait aussi peu que possible des qualités irritantes.

Lorsqu'elle réunit toutes les conditions exigées, mon attention se porte sur le procédé que je dois suivre en en faisant usage, sur la manière de l'introduire dans le rétrécissement, sur le temps qu'elle y doit séjourner. Connaître la manière de l'introduire dans le rétrécissement, c'est savoir à quelle profondeur on doit la faire pénétrer, dans quel sens on doit la diriger : toutes choses qui peuvent être déduites de la connaissance acquise par divers moyens d'exploration sur le siége et la forme de ce rétrécissement.

Il est toutefois aisé de remarquer que lors même que dans la construction et dans l'emploi de sondes dilatantes, je serais guidé par les notions les plus précises sur l'anatomie pathologique et le diagnostic des rétrécissements, je ne pourrais déterminer ni le temps pendant lequel elles doivent séjourner dans l'urètre, ni le volume que je puis leur donner ; toutes ces questions ne peuvent être résolues que par l'expérience acquise, et c'est elle qu'il faut consulter avec soin.

Cette connaissance des résultats obtenus antérieurement de l'emploi des procédés qu'on veut mettre en usage, est d'autant plus nécessaire, que les inductions que l'on tire de l'anatomie normale ou de l'anatomie pathologique peuvent être erronées. Malheureusement, les observations que nous trouvons chez les auteurs sont plus propres à nous faire connaître les difficultés que la pratique peut présenter , et à faire naître l'idée des moyens qu'on peut mettre en usage, et particulièrement celle des procédés opératoires, qu'à donner les règles à suivre dans l'application de ces procédés. Pour que ces règles découlassent des observations publiées, il faudrait que les résultats qui ont suivi l'emploi de chaque genre d'opérations fussent exposés d'une manière complète; et malheureusement presque tous les auteurs n'ont cité que leurs succès, traitant d'une manière générale des accidents qui suivent les opérations, et laissant supposer qu'ils n'en ont pris l'idée que dans la pratique des autres. Il faudrait que ces observations permissent de bien préciser la conduite qu'a tenue l'opérateur; par exemple, dans une taille latéralisée, s'il a ou s'il n'a pas dépassé les limites de la prostate, déchiré ou dilaté cette glande ; et enfin qu'à leur aide on pût analyser dans l'issue de l'opération ce qui tient à l'opération elle-même, et ce qui tient à la manière dont elle a été faite. Tant que ces précautions ne seront point prises, l'histoire de l'art ne pourra servir à donner les règles des procédés ; on l'invoquera , comme on le fait tous les jours , en faveur des modifications les plus opposées dans le manuel opératoire ; Samuel Cooper citera, par exemple, la pratique du frère Jacques , de Cheselden , du frère Côme , en faveur d'une grande incision au col de la vessie, dans la taille latéralisée ; et Scarpa se servira de la pratique des mêmes chirurgiens, pour prouver le danger de ces grandes incisions. Sous le rapport des règles à suivre dans les procédés opératoires, l'histoire de la chirurgie , toute importante qu'elle est, est donc loin d'être aussi féconde qu'on pourrait le penser ; elle n'a pas produit ce qu'on pouvait attendre d'elle , et elle ne le produira que lorsque l'aveu des fautes et des insuccès n'y sera plus oublié, que lorsque l'autopsie aura permis de juger ce qui a été fait dans chaque temps du manuel opératoire, et qu'on aura appliqué une critique sévère à l'examen des causes qui ont influé sur les résultats.

Je pourrais démontrer, par des applications nombreuse s, aux ligatures d'artères, aux hernies, aux tailles, par exemple, comment l'anatomie normale des parties saines sur lesquelles on agit, et l'anatomie pathologique de ces parties lorsqu'elles sont altérées, jointe à la nature de l'action que l'on doit exercer sur elles, indiquent quelles conditions doivent réunir les instruments dont on se sert, et quel est le mode que l'on doit suivre dans leur application. Je pourrais examiner, en traitant de chacune de ces opérations, comment on peut faire usage des matériaux que présente l'histoire de l'art; mais ce que j'ai déjà dit est assez clair pour ne pas nécessiter des développements plus étendus.

DES PRINCIPES DE CRITIQUE.

Circonscrit dans un espace très-limité, j'ai passé rapidement, dans mon discours, sur la méthode à suivre pour juger les moyens propres à remplir des indications, et je me suis borné à dire que ces moyens devaient être jugés par un examen rationnel, et par les résultats pratiques qui suivent leur emploi, en comparant ces résultats à ceux qu'auraient donnés l'expectation simple ou des méthodes différentes de traitement.

Mais en quoi consiste cet examen rationnel, c'est ce qu'il importe de déterminer ; voici comment je le comprends. Un procédé opératoire est destiné à remplir une ou plusieurs indications données : il s'exécute avec des instruments d'une nature déterminée, et se pratique d'une manière déterminée encore. Lorsqu'on l'examine, il faut donc rechercher si les indications qu'il est destiné à remplir sont bien saisies, si les instruments sont bien conçus, si le procédé est convenablement indiqué ; et dans l'examen de chacune de ces questions, si les principes qui doivent présider à la découverte des indications, des instruments et des procédés, ont été suivis avec fidélité. Quelques applications donneront à cette partie de la méthode une parfaite évidence.

Un homme affecté d'un rétrécissement chronique du canal de l'urètre, urine habituellement avec difficulté, mais enfin il urine. A la suite d'un excès de table ou de travail, son canal s'oblitère et il en résulte une rétention complète. Si, dans ce cas difficile, on me propose de le sonder, sans rechercher si l'idée des sondes qu'on me présente est ou non ingénieuse, si les conseils qu'on me donne sur la manière de m'en servir, sont bien ou mal déduits de la nature et de la disposition des parties qu'elles doivent traverser, je cherche s'il est bon que j'en fasse usage, en un mot, si l'indication que l'on me dit de remplir, le cathétérisme du canal rétréci, est bien celle qui doit m'occuper : et si je trouve, avec M. Blandin, que, dans le cas cité, une inflammation aiguë entée sur une inflammation chronique est la cause de l'oblitération complète du canal de l'urètre, que le cathétérisme ne peut qu'augmenter cette inflammation, que c'est à la calmer que je dois m'appliquer avant tout, j'en conclus que dans l'opération qui m'est proposée, l'indication est mal saisie, et sans m'occuper de la valeur des instruments et de leur mode d'emploi, je les rejette comme tendant à un but irrationnel.

Autre point de vue sur le jugement des procédés opératoires considérés dans leurs rapports avec les indications. Si la guérison d'une maladie suppose que plusieurs indications soient remplies, un procédé est insuffisant s'il ne peut satisfaire qu'à une ou plusieurs d'entre elles. Ainsi la cure radicale d'une hernie ne pouvant être obtenue que par l'oblitération du sac, le resserrement de l'anneau extérieur, celui de l'anneau intérieur, la reproduction de l'obliquité du canal (je parle d'une hernie inguinale) ; si j'examine un procédé opératoire destiné à obtenir cette guérison, lors même que ce procédé remplit l'une de ces indications, qu'il permet, par exemple, d'oblitérer le sac, je ne puis le considérer comme pratique, puisqu'il ne resserre point les anneaux internes et externes, qu'il ne rend point au canal son obliquité, en un mot, qu'il ne satisfait qu'à une des conditions multiples qu'exige la guérison du mal.

Si les procédés opératoires paraissent destinés à remplir des indications bien saisies, les instruments qu'ils nécessitent doivent fixer l'attention. Il faut rechercher si par leur forme, leur composition, etc., ces instruments sont bien en rapport d'une part avec l'état des parties saines ou malades sur lesquelles ils doivent agir, de l'autre avec le mode d'action qu'ils sont destinés à exercer sur elles. Cet examen constitue incontestablement la partie la plus simple de la critique, c'est l'une de celles qui a le plus occupé, parce qu'elle était accessible à tous et parce que la construction d'instruments nouveaux qui est la suite de cet examen critique, jouit d'une grande faveur auprès d'un public nombreux, et conduit plus que tout autre à des récompenses éclatantes. Mais si l'on doit regretter que cette révision instrumentale soit aussi encouragée et préoccupe aussi exclusivement des hommes capables du reste, on ne peut s'empêcher de signaler les progrès qu'elle a fait faire aux opérations qui, plus que tout autres, ont un caractère mécanique, et à la lithotritie en particulier.

De l'examen des instruments employés dans une opération, il faut passer à celle du mode suivant lequel ils sont mis en usage, et comparer ce mode et à la composition normale ou morbide des parties sur lesquelles ils doivent agir, et au mode d'action qu'ils doivent exercer sur elles.

Lors même qu'à tous ces point de vue, le procédé semblerait réunir toutes les conditions désirables, l'expérience est encore nécessaire pour prononcer sur sa valeur. J'ai déjà dit, dans mon discours, combien l'interprétation de ces résultats pratiques est rendue difficile par l'obscurité qui règne trop souvent sur la tendance du mal vers une terminaison heureuse ou malheureuse ; je dois ajouter aux considérations que j'ai déjà présentées à ce sujet, que lors même que l'application d'un procédé opératoire a été suivie de résultats funestes, il ne faut pas encore le rejeter en entier ; on doit rechercher si l'indication sur laquelle il est fondé est mal saisie, si les instruments sont défectueux, ou si le mode suivant lequel ils ont été employés n'est pas convenable. Dans le cas où l'on trouve la cause de l'insuccès dans l'une de ces deux dernières conditions, ce sont les instruments, c'est le manuel opératoire qu'il faut modifier : l'idée première était bonne, l'application seule a été défectueuse ; la première doit être conservée, la seconde rendue meilleure.

Ce n'est qu'après une semblable analyse des résultats bruts fournis par l'observation des malades, que l'expérience existe réellement ; et c'est faute de l'avoir faite et souvent de pouvoir la faire qu'il existe tant d'incertitudes, tant d'opinions différentes sur la valeur des procédés opératoires, et que l'art réclame moins des instruments nouveaux et des préceptes jusqu'ici négligés sur la manière de s'en servir, qu'une critique sévère de tout ce qui a été fait sous ce rapport, qu'une distinction raisonnée de ce qui doit rester dans la pratique, ou bien être rejeté dans la masse des conceptions erronées ou inutiles.

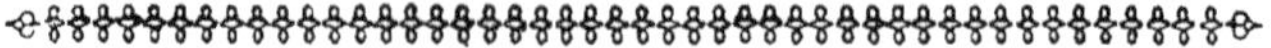

COROLLAIRE.

Je suis loin d'attacher une égale importance aux moyens
divers que j'ai signalés pour arriver à connaître, dans la chirurgie, ce qui est vrai et ce qui est applicable. Dans la science,
l'observation clinique, la dissection des parties malades tiennent incontestablement le premier rang; dans l'art, les indications déduites de ces observations et de ces dissections, les
procédés dont l'idée est puisée aux mêmes sources, et la règle
empruntée à l'expérience et à l'anatomie normale ou morbide,
sont les plus nombreux comme les plus importants; c'est
enfin l'observation clinique et l'anatomie pathologique qui
fournissent les éléments de critique, dont on peut faire l'u-
sage le plus fréquent et le plus sûr. Ce sont elles qui ont
formé les hommes les plus illustres dans la médecine et dans
la chirurgie (I), ceux qui ont rendu les plus grands services
à la science et à l'art. Seules aussi, elles peuvent être mises
en pratique dans les conditions où se trouvent placés la plu-

(1) Je dois faire remarquer cependant que si la plupart des chirurgiens
illustres se sont contentés de l'observation clinique et de l'anatomie pathologique, il en est qui ont cru devoir y joindre les expériences sur les animaux
vivants et les études chimiques. Au premier rang, je dois citer John Hunter,
dont le Traité sur le sang et l'inflammation atteste autant de supériorité
dans la méthode que de pénétration et d'étendue dans l'esprit. Ce Traité,

part des médecins auxquels le nombre de leurs occupa-
tions et les anxiétudes qui les accompagnent ne laissent ni le
temps ni la liberté d'esprit, que supposent l'emploi de tous
les moyens d'observations et l'analyse réfléchie des phénomènes que l'observation présente. Mais il faut le dire, cette
condition, si elle peut être acceptée comme une nécessité, ne
peut être donnée comme un modèle.

Pour pénétrer dans la connaissance des faits aussi avant
qu'il est possible de le faire, pour les envisager sous leurs
faces multiples, il faut recourir à d'autres moyens d'observation. Ce besoin d'étendre ainsi le cercle de l'observation a
été senti à toutes les époques de la science ; il l'est aujour-
d'hui plus que jamais, et les expériences sur le cadavre et
les animaux vivants, les analyses chimiques des produits
morbides, sont faites par un assez grand nombre d'observa-
teurs, pour que ces moyens de connaître, bien qu'ils ne
soient point entrés et qu'ils ne puissent entrer dans le domaine public, puissent être considérés comme acquis défini-
tivement à la science.

Sous ce rapport, les principes que je me suis appliqué à
développer sur les méthodes spéciales d'observation, sont
l'expression assez fidèle des idées qui dominent aujourd'hui ;
mais je me suis peut-être un peu trop éloigné de ces idées,
dans ce que j'ai dit sur les méthodes spéciales d'analyse et
de généralisation, pour ne pas encourir le reproche de quel-

publié avant la fin du siècle dernier, contient sur les modifications du sang,
les produits de sécrétion dans les parties enflammées, les variétés de l'inflammation dans les divers tissus, des observations et des idées tellement
vraies et tellement avancées, que les travaux faits en France sur les mêmes
questions, n'ont guère abouti, après plus de trente ans, qu'à développer et
à répandre les découvertes qui y sont contenues.

que témérité. J'ai cherché à éloigner ce reproche et à justifier l'ensemble de mes idées sur les méthodes spéciales d'observation, d'analyse et de synthèse, en montrant à quelles lois simples peut conduire l'application de ces idées. Ceux qui savent quelle est l'imperfection de la science, sur les suppurations et les matières enkystées, quelle est la confusion et l'incertitude de nos connaissances sur les inflammations et les cancers, et en général sur les tumeurs organisées, seront frappés, je l'espère, de la clarté que répandent sur ces phénomènes obscurs les lois que j'ai été conduit à formuler sur eux. Et qu'on le remarque bien, je n'aurais pu soupçonner aucune de ces lois, je n'aurais pu en démontrer une seule, si je n'eusse étudié les faits qu'elles groupent, par toutes les méthodes d'observation et d'analyse dont j'ai recommandé l'emploi : résultat de l'application de ces méthodes, elles peuvent aider à les juger, comme les conséquences aident à juger un principe ; et si les hommes qui ont habitué leur esprit à trouver la vérité aussi bien dans l'analyse réfléchie des faits que dans les faits eux-mêmes, voient, dans ces formules générales, l'expression rigoureuse de la vérité, j'espère qu'ils accorderont la même valeur aux méthodes qui les ont produites par leur application.

En traitant de la chirurgie considérée comme art, j'ai insisté sur cette idée que le procédé ne constitue pas l'art tout entier ; il n'en est qu'une partie, comme l'exercice de la brosse et du pinceau n'est qu'un des éléments qui constituent la peinture : avant de s'appliquer à l'étude du procédé, il faut savoir quel but il doit atteindre, quelles indications il doit remplir ; et après qu'il est institué et qu'il a été mis en pratique, savoir à quels caractères on en peut déterminer la valeur.

Sous le rapport des indications, j'ai tâché d'établir que

les vérités découvertes par l'une des méthodes de connaître
les maladies, quelle que fût sa nature, pouvaient conduire à des indications utiles, et tout en accordant la plus
large part à celles qui découlent de l'observation clinique et
de l'anatomie pathologique, j'ai démontré la valeur thérapeutique des recherches expérimentales et des analyses chimiques ; je n'ai pas même repoussé les conséquences auxquelles peuvent conduire l'analyse ou les lois des divers états
morbides. On a pu voir dans les notes relatives à ces questions, combien les idées que nous avons aujourd'hui sur les
phénomènes élémentaires des inflammations et des cancers,
sur les lois qui président à la formation et établissent les rapports de ces maladies, peuvent révéler des indications utiles,
et surtout faire comprendre les résultats pratiques déjà observés, en montrant la raison de traitements divers aux
diverses périodes du mal, et celle des limites où se trouve
bornée la puissance de l'art. Par ces démonstrations, j'ai
resserré, j'ose le croire, la chaîne qui unit la science à la
pratique, et fortifié les convictions des hommes qui repous-
sent l'empirisme en médecine, comme l'instinct en chirurgie,
et ne les acceptent l'un et l'autre que lorsqu'ils ne peuvent se
guider par la science de ces maladies et l'expérience raisonnée.

J'ai moins insisté sur la méthode à suivre pour connaître
et perfectionner les procédés opératoires, que je ne l'ai
fait sur la méthode à suivre pour connaître et perfectionner les indications. C'est que de toutes les parties de la
chirurgie ce sont ces procédés qui ont été le plus étudiés,
dont la connaissance est le plus répandue, et que je me suis
surtout appliqué dans cet écrit à soulever les questions qui
n'ont pas été agitées, et à discuter celles qui sont litigieuses.
Je dois ajouter que la difficulté de traiter convenablement

des procédés opératoires sans entrer dans des détails que je
me suis interdits, m'a empêché de leur donner, dans cet
écrit, une place aussi large que celle qu'ils ont réellement
dans la pratique.

En terminant l'exposition de mes idées sur la méthode
spéciale à suivre dans l'étude de la chirurgie, je ne puis
m'empêcher de faire remarquer combien il serait désirable
que des hommes réfléchis, appliquant à toutes les sciences
et à tous les arts l'idée de la méthode spéciale, cherchassent
quelle est cette méthode dans chacune de ces sciences et dans
chacun de ces arts en particulier : par là, ils s'éloigneraient,
d'une part, des conceptions trop abstraites que les philosophes
ont données sur la méthode commune, et s'élevant, de l'autre,
au dessus des faits où s'arrêtent exclusivement la plupart des
praticiens, ils se placeraient dans cette situation intermédiaire entre l'abstraction et l'observation simple, où la philosophie acquiert plus de certitude par son rapprochement
des faits, et les faits plus de portée par leur alliance avec la
philosophie.

FIN.

TABLE.

On trouvera dans ces notes quelques applications des méthodes de recherches dont je me suis appliqué à faire sentir la valeur.